黄元御精品医书系列

黄元御药解

清·黄元御 撰
秦悦 整理

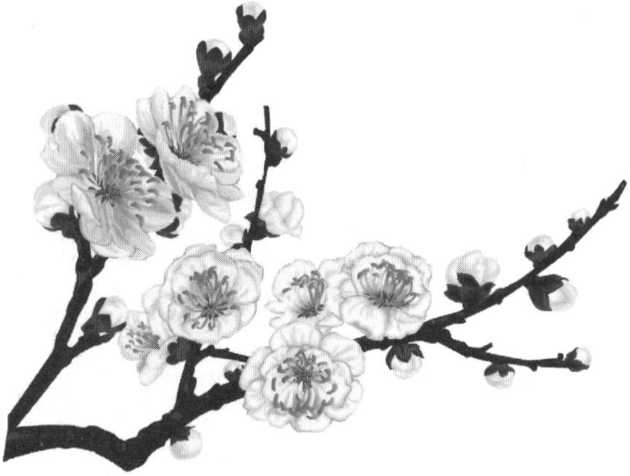

中国健康传媒集团
中国医药科技出版社

内容提要

本书包括《长沙药解》和《玉楸药解》两本黄氏医书。《长沙药解》四卷，载药一百六十一种，方二百四十二首，为黄元御总结《伤寒论》《金匮要略》中方药运用的心得之作。其写法每先论该药药性药理，然后细述其经方中运用及方解。论述详细，疏证精当，是学习伤寒的必读之书。《玉楸药解》八卷，为黄氏将仲景未用之药，择其临床有效之品，论其药性药理。其论述简明扼要，直中临床运用。是学习中医临床用药的珍贵参考。

图书在版编目（CIP）数据

黄元御药解/（清）黄元御撰；秦悦整理．—北京：中国医药科技出版社，2011.8(2025.4重印)

（黄元御精品医书系列）

ISBN 978-7-5067-5009-7

Ⅰ.①黄… Ⅱ.①黄… ②秦… Ⅲ.①方剂-中药配伍-中国-清代 Ⅳ.①R289.1

中国版本图书馆CIP数据核字（2011）第082347号

美术编辑 陈君杞
版式设计 郭小平

出版 **中国健康传媒集团** | 中国医药科技出版社
地址 北京市海淀区文慧园北路甲22号
邮编 100082
电话 发行：010-62227427 邮购：62236938
网址 www.cspyp.com
规格 $710 \times 1020\text{mm}^{1}/_{16}$
印张 11
字数 127千字
版次 2011年8月第1版
印次 2025年4月第5次印刷
印刷 大厂回族自治县彩虹印刷有限公司
经销 全国各地新华书店
书号 ISBN 978-7-5067-5009-7
定价 22.00元

整理说明

黄元御（1705～1758 年），名玉璐，字元御，一字坤载，号研农，别号玉楸子。山东昌邑人。清乾隆年间著名医学家，尊经派的代表人物。乾隆十八年（1753 年），黄元御取张仲景著作中的方药加以笺解疏证，著《长沙药解》四卷，载药一百六十一种，方二百四十二首。乾隆十九年（1754 年）六月八日，撰成《玉楸药解》八卷，以补《长沙药解》之未备。

《长沙药解》为黄元御总结《伤寒论》《金匮要略》中方药运用的心得之作。其写法每先论该药药性药理，然后细述其经方中运用及方解。论述详细，疏证精当，是学习伤寒的必读之书。

《玉楸药解》为黄氏将仲景未用之药，择其临床有效之品，论其药性药理。其论述简明扼要，直中临床运用。是中医学习临床用药的珍贵参考。

一、本次整理选择中国中医科学院图书馆藏《黄氏医书八种》清咸丰 10 年庚申（1860）长沙徐树铭刻本为底本，以 1915 年上海广益书局石印本等为校本进行校勘，有文字互异处，择善而从。

二、全书加用标点符号，采用简体双栏横排。

三、对异体字进行了规范，药名也规范为目前通用名称。如：白芨改为白及，芎穷改川芎，旋复花改旋覆花，栝蒌根改栝楼根，等。

四、为便于翻检，在前面增加了总目录，便于读者阅读。

整理者

2011 年 5 月

全书总目

长沙药解

长沙药解·自序

闻之《吕览》：始生之者，天也；养成之者，人也；成之者，遂其生也；是天人之合也。然生之者，布帛也，菽粟也；杀之者，若锋刃，若鼎镬，若水旱，若蝗螟。生之途，未能十一；杀之途，不止十三。何其生之寡而杀之多也？此人事乎？抑天道耶？玉楸子曰：此未足以为多也，有其至多者焉。屠羊说以屠羊传，而羊不哀，其道孤也。无何，屠牛坦以屠牛传，而庖丁起，其党渐众，牛始哀矣。无何，高渐离以屠狗传，而聂政兴，朱亥出，樊哙生，其徒愈繁，而狗始悲矣。无何，白起、章邯之属以战将名，宁成、郅都之辈以刑官著，自兹屠人者传矣。风气开，下流众，苟道将、尔朱荣之徒且比肩来，索元礼、来俊臣之类更接踵至，尤而效之，抑又甚焉，至于原野厌人之肉，川谷流人之血，人始哭矣。

此良可疾首痛心已，而君子未以为痛也。何则？大难既平，目不睹兵革之事，耳不闻罗织之经，其人死，其祸绝，往者已矣，来者犹幸。夫何庸工群起，而谈岐黄，则杀之至多，而不可胜穷者，无如此甚矣。不以戈铤，而人罹锋刃，不事箝网，而人遭诛夷，其书多，其传久，其流远，其派众，其人已死，其祸不绝，遂使四海之大，百世之远，尽饮其羽，饱其锋，登其梯，入其瓮。水旱不年有，而此无免时，蝗螟不岁见，而此无逃期。痛哉！痛哉！此最可痛哭流涕者也！其天道乎？抑人事耶？

玉楸子悲先圣之不作，后学之多悖，处滑靡波流之日，思以一篑障江河，垂帘著述，十载于兹矣。以为书者，庸工之法律，药者，庸工之刀斧，千载大难，吾将解之。张睢阳曰：未识人伦，焉知天道。天道远，人理近，始欲与之言人理，人理玄，物性昭，今且与之晰物性。恒有辩章百草之志，未遑也。

辛未秋，南浮江淮，客阳丘，默默不得意。癸酉仲春之初，东郊气转，北陆寒收，遂乃远考《农经》，旁概百氏。近古以来，李时珍作《纲目》，搜罗浩衍，援引该洽，备牛扁狗骨之木，列鸡头鸭脚之草，采神经怪牒以炫其奇，征野史稗官以著其富，纪载博矣，而醜谬不经。嗟乎！未识人理，焉知物性，今欲与之言物性，仍兼与之晰人理。侍读吴公驻马相过，闻之惆然离席进曰：惟吾子删其怪妄，归于简约，以复炎黄之旧，意亦可焉。玉楸子伏而唯曰：吾无从删也。经传炎帝，非尽曩文，录出桐君，不皆昔义，下及余子，更不晓事，莠盛苗稀，非种难锄。悉刬尔类，利用大耕耳，乃取仲景方药笺疏之，作《长沙药解》。

停笔怆怀，中宵而叹，公孙悼倍偏枯之药以起死人，其药不灵，何则？人已死也，然以治偏枯，则其药灵。偏枯者，半死半生也，偏枯之人而使之不枯，是半死之人而使之不死也，则谓公孙悼之药能起死人也可。今以起死人之药而治偏枯，其药亦不灵，非药之不灵，人之不解也。

噫！前古圣人，尝草木而作经，后古圣人，依感复而立法，欲以生人，而后世乃以之杀人，由其不解人理，不解物性也。玉楸子《长沙药解》成，知其解者，旦暮遇之，斯拱而俟之耳。

乾隆十八年岁在癸酉二月昌邑黄元御撰

长沙药解·后序

《长沙药解》者，黄氏述《伤寒》《金匮》方药之旨而作也。

自神农尝百草以治民疾，而医学始兴，故言药性者以神农为主。而世传《神农本草经》三卷，《汉志》不著录，其言不类上古，又杂出后汉地名，陶宏景以为仲景、元化辈所记，而《伤寒论序》云：撰用《素问》《八十一难经》《阴阳大论》《胎胪药录》，而不及《本草经》，以其说按之，亦往往不合。盖上古文字未兴，多出口授传，其学者乃编勒成书，受授既久，多所差谬，或间以己说，故其言杂而不能醇。魏晋以来，吴普、李当之、陶宏景皆有增益，各为撰述 。唐宋诸臣，复屡事修纂，务为炫博，以求该备，于是异说横出，破碎无纪。医者无所宗尚，乃各出私智，人自为书，故宋元而后，医有异学，药有异性。明·李时珍作《本草纲目》，思以正之，而援据繁缛，辄未得其精要。盖沿袭讹谬，数千百年，古籍淆乱，无所依据，而欲以一人心力拾掇而得之，斯固难矣。

余尝以为学者生千载后，既不能具生知之性，通神明之德，以类万物之情，仅据往籍，以得大概，而本草既讹，杂不可信，《素问》诸书，又不及方药。惟仲景氏继炎黄之业，作《伤寒》《金匮》，后世宗之，为方书之祖，其处方论药，条理精密，有端绪可寻，又生当汉世，多得古说。然则今日而欲辨章百物，求神农黄帝之所传者，舍仲景之书，其奚适焉？此即黄氏作书之意也。

余既刊《伤寒悬解》，乃复刊此，俾相辅以行，而述所知者序其后。至若排比方药，以求其性，贯串大义，以达其用，探赜索隐，钩深致远，世有知者，自能鉴之，无事赘说尔。

阳湖张琦

目　录

长沙药解·卷一

甘草　味甘，气平，性缓，入足太阴脾、足阳明胃经。备冲和之正味，秉淳厚之良资，入金木两家之界，归水火二气之间，培植中州，养育四旁，交媾精神之妙药，调济气血之灵丹。

伤寒炙甘草汤　甘草四两，桂枝三两，生姜三两，大枣十二枚，人参二两，生地一斤，阿胶二两，麻仁半升，麦冬半升。清酒七升，水八升，煮三升，去渣，入阿胶，消化，温服一升，日三服。一名复脉汤。治少阳伤寒，脉结代，心动悸者。以少阳甲木化气于相火，其经自头走足，循胃口而下两胁，病则经气上逆，冲逼戊土，胃口填塞，碍厥阴风木升达之路，木郁风作，是以心下悸动。其动在胃之大络，虚里之分，正当心下。经络壅塞，营血不得畅流，相火升炎，经络渐而燥涩，是以经脉结代。相火上燔，必刑辛金，甲木上郁，必克戊土，土金俱负，则病转阳明，而中气伤矣。甲木之升，缘胃气之逆，胃土之逆，缘中气之虚。参、甘、大枣，益胃气而补脾精，胶、地、麻仁，滋经脉而泽枯槁，姜、桂，行营血之瘀涩，麦冬清肺家之燥热也。

甘草泻心汤　甘草四两，大枣十二枚，半夏半升，黄连一两，黄芩三两，干姜三两。治太阳伤寒中风，下后心下痞硬，干呕心烦，谷不化，腹中雷鸣下利者。以下后中气虚寒，水谷不消，土木皆郁，升降倒行，脾陷而贼于乙木，则腹中雷鸣而下利，胃逆而贼于甲木，则心下痞硬而干呕。君相火炎，宫城不清，是以心烦。甘、姜、大枣，温补中气之虚寒，芩、连，清泻上焦之烦热，半夏降胃逆而止干呕也。

四逆汤　甘草二两，干姜一两半，附子生，一枚。治太阴伤寒，脉沉腹胀，自利不渴者。以寒水侮土，肝脾俱陷，土被木贼，是以腹胀下利。附子温补其肾水，姜、甘，温补其脾土也。脾主四肢，脾土湿寒，不能温养四肢，则手足厥冷。四肢温暖为顺，厥冷为逆，方以甘草而君姜附，所以温中而回四肢之逆，故以四逆名焉。治少阴病，膈上有寒饮，干呕者。以其肾水上凌，火土俱败，寒饮泛溢，胃逆作呕。姜、甘、附子，温补水土，而驱寒饮也。治厥阴病，汗出，外热里寒，厥冷下利，腹内拘急，四肢疼者。以寒水侮土，木郁贼脾，微阳不归，表里疏泄。姜、甘、附子，温补水土，以回阳气也。

通脉四逆汤 甘草、干姜各三两，生附子一枚。治少阴病，下利清谷，手足厥逆，脉微欲绝者。以寒水侮土，木郁贼脾，是以下利。脾阳颓败，四肢失温，是以厥逆。经气虚微，是以脉微欲绝。姜、甘、附子，温补里气，而益四肢之阳也。治厥阴病，下利清谷，里寒外热，汗出而厥者。以水土寒湿，木郁贼脾，微阳不敛，表里疏泄。姜、甘、附子，温暖水土，以达木郁也。

四逆散 甘草、枳实、柴胡、芍药。等分，为末，饮服方寸匕。治少阴病，四逆者。以水寒木枯，郁生风燥，侵克脾土，中气痞塞，不能四达。柴、芍，清其风木，甘草补其中气，枳实泻其痞满也。

甘草干姜汤 甘草四两，干姜二两。治伤寒汗后，烦躁吐逆，手足厥冷者。以汗后火泄土败，四肢失养，微阳离根，胃气升逆。甘草、干姜，补土温中，以回升逆之阳也。

金匮甘草附子汤 甘草二两，附子二枚，白术二两，桂枝四两。治风湿相抟，骨节疼烦，汗出短气，小便不利，恶风不欲去衣，或身微肿者。以水寒土湿，木郁不能行水，湿阻关节，经络不通，是以痛肿。湿蒸汗泄，卫阳不固，故恶风寒。术、甘，补土燥湿，桂枝疏木通经，附子温其水寒也。

甘草麻黄汤 甘草二两，麻黄四两。治里水，一身面目黄肿，小便不利者。以土湿不能行水，皮毛外闭，溲尿下阻，湿无去路，淫蒸肌肤，而发黄肿。甘草补其土，麻黄开皮毛而泻水湿也。

伤寒调胃承气汤 甘草二两，大黄三两，芒硝半斤。治太阳伤寒三日，发汗不解，蒸蒸发热，属阳明者。以寒闭皮毛，经郁发热，汗出热泄，病当自解，发汗不解，蒸蒸发热者，此胃阳素盛，腑热内作，将来阳明之大承气证也。方其蒸蒸发热之时，早以甘草保其中，硝、黄泻其热，胃气调和，则异日之腑证不成也。

金匮白头翁加甘草阿胶汤 白头翁、黄连、黄柏、秦皮各三两，甘草、阿胶各二两。治产后下利虚极者。以产后亡血木燥，贼伤脾土，而病下利。白头翁汤以清其湿热，甘草补其脾土，阿胶润其风木也。

伤寒甘草汤 生甘草二两。治少阴病，二三日，咽痛者。少阴水旺，二火俱腾，上行清道，是以咽痛。生甘草泻热而消肿也。

甘草粉蜜汤 甘草二两，铅粉一两，蜜四两。水三升，煮甘草，取二升，入粉、蜜，煎如薄粥。治蛔虫为病，吐涎心痛，发作有时者。以土弱气滞，木郁虫化。甘草补土，白粉杀虫，蜂蜜润燥而清风，滑肠而下积也。

人之初生，先结祖气，两仪不分，四象未兆，混沌莫名，是曰先天。祖气运动，左旋而化己土，右转而化戊土，脾胃生焉。己土东升，则化乙木，南升则化丁火，戊土西降，则化辛金，北降则化癸水，于是四象全而五行备。木温、火热、水寒、金凉，四象之气也，木青、金白、水黑、火赤，四象之色也，木臊、水腐、金腥、火焦，四象之臭也，木酸、金辛 、火苦、水咸，四象之味也，土得四气之中，四色之正，四臭之和，四味之平。甘草气色臭味，中正和平，有土德焉，故走中宫而入脾胃。

脾土温升而化肝木，肝主藏血而脾为生血之本，胃土清降而化肺金，肺主藏气而胃为化气之源，气血分宫，胥秉土气。甘草体具五德，辅以血药，则左行己土而入肝木，佐以气药，则右行戊土而入肺金。肝血温升，则化神气，肺金清降，则化精血，脾胃者，精神气血之中皇，凡调剂气血，交媾精神，非脾胃不能，非甘草不可也。

肝脾之病，善于下陷，入肝脾者，宜佐以升达之味，肺胃之病，善于上逆，入肺胃者，宜辅以降敛之品。呕吐者，肺胃之上逆也，滞气不能上宣，则痞闷于心胸，泄利者，肝脾之下陷也，滞气不得下达，则胀满于腹胁，悉缘于中气之虚也。上逆者，养中补土，益以达郁而升陷，则呕吐与胀满之家，未始不宜甘草，前人中满与呕家之忌甘草者，非通论也。

上行用头，下行用梢，熟用甘温培土而补虚，生用甘凉泻火而消满。凡咽喉疼痛及一切疮疡热肿，并宜生甘草，泻其郁火。熟用，去皮，蜜炙。

白术 味甘、微苦，入足阳明胃、足太阴脾经。补中燥湿，止渴生津，最益脾精，大养胃气，降浊阴而进饮食，善止呕吐，升清阳而消水谷，能医泄利。

金匮桂枝附子去桂加白术汤 甘草二两，大枣六枚，生姜两半，附子一枚，白术一两。治风湿相抟，身体疼烦，大便坚，小便自利者。以汗出遇风，表闭汗回，流溢经络关节，营卫郁阻，是以疼烦。若小便不利，此应桂枝加附子，暖水达木，以通水道，今大便坚，小便自利，则湿在表而不在里，而水道过通，恐亡津液，故去桂枝之疏泄，加白术以补津液也。

越婢加术汤 麻黄六两，石膏半斤，甘草二两，生姜三两，大枣十二枚，白术四两。治里水，一身面目黄肿，小便自利而渴者。以皮毛外闭，湿气在经，不得泄路，郁而生热，湿热淫蒸，是以一身面目黄肿。若小便不利，此应表里渗泻，以驱湿热，今小便自利而渴，则湿兼在表，而不但在里，便利亡津，是以发渴。甘草、姜、枣，补土和中，麻、膏，泻经络之湿热，白术补脏腑之津液也。

麻黄加术汤 麻黄三两，桂枝二两，甘草一两，杏仁七十枚，白术四两。治湿家身烦疼者。以湿郁经络，皮毛不泄，故身烦疼。麻黄汤泄皮毛以驱湿，恐汗去而津亡，故加白术，以益津也。此即里水之证，小便不利者也。

理中丸（方在人参） 治霍乱吐利。若脐下筑者，肾气动也，去术，加桂四两，去术之滞，加桂枝益肝阳而伐肾阴也。吐多者，去术，加生姜三两，去术之壅，加生姜降逆而止呕吐也。腹满者，去术，加附子一枚，去术之闭，加附子开瘀浊而消胀满也。下多者，仍用术，以其固脱陷而止泄也。渴欲得水者，加术足前成四两半，以其生津液而去湿也。

白术散 白术、蜀椒、川芎、牡蛎等分。妊娠养胎。以胎妊之病，水寒土湿，木气郁结，而克脾土，则脾困不能养胎。白术补土燥湿，蜀椒暖水敛火，川芎疏乙木之郁，牡蛎消肝气之结也。

脾以太阴而抱阳气，故温升而化木火，胃以阳明而含阴精，故清降而生金水，胃降则空虚而善容，是以食下而不呕，脾升则磨荡而善腐，是以谷消而不利。五行之性，火燥而水湿，太阴脾土，升自水分，因从水而化湿，阳明胃土，降于火位，因从火位而化燥，太阴之湿济阳明之燥，阳明之燥济太阴之湿，燥湿调和，中气轮旋，是以胃纳脾消，吐利不作。

但太阴脾以湿土司令，阳明胃从燥金化气，辛金己土，俱属太阴，而辛金不如己土之湿，庚 金戊土，俱属阳明，而戊土不如庚金之燥，缘化于人，不敌主令于己者之旺也。人之衰也，火日亏而水日盛，燥日消而湿日长，湿则中气凝郁，枢轴不运，升降反作，脾陷胃逆，脾陷则乙木不达，下克己土，水谷不消而为泄，胃逆则甲木失归，上克戊土，饮食不纳而为呕。白术补土燥湿，土燥而升降如前，是以吐泄兼医。理中汤，方在人参。用之以治痞满呕泄，盖与姜、甘、人参温补中气，转其升降之轴，自复清浊之位也。其性守而不走，故于补虚固脱，独擅其长，而于疏通宣导，则未能焉。若脐动腹满诸证，非姜、桂、附子不能胜任矣。

凡去湿之品，每伤于燥，白术气味浓郁，汁浆淳厚，既养胃气，亦补脾气，最生津液，而止燥渴。仲景用之于桂枝、麻黄之内，汗去而津液不伤，至妙之法也。盖湿淫之病，善伤津液。以土燥金清，则肺气降洒，而化雨露，其露气之氤氲而游溢者，浸润滑泽，是谓之津，津液渗灌，脏腑沾濡，是以不渴。湿则气滞津凝，淫生痰涎，脏腑失滋，每生燥渴。津液无多，而再经汗泄，湿愈而燥伤矣。加白术，去湿而养津，此除湿发汗之金绳也。

水火之交，其权在土。水化而为木火，由己土之左旋，火化而为金水，缘戊土之右转，土者，水火之中气也。中气旺则戊土蛰封，阴降而抱阳，九地之下，常煦然而如春，己土升发，阳升而含阴，九天之上，常凛然而如秋。中气衰则戊土逆升，失其封蛰之职，火飞而病上热，己土顺陷，乖其发达之政，水沉而病下寒，是以火热水寒之病，必缘土败。仲景治水，五苓、真武、附子、泽泻诸方俱用白术，所以培土而制水也。禹平水土，非土则水不可平，治天下之水者，莫如神禹，治一身之水者，莫如仲景，圣圣心符，天人不殊也。

白术性颇壅滞，宜辅之以疏利之品。肺胃不开，加生姜、半夏以驱浊，肝脾不达，加砂仁、桂枝以宣郁，令其旋补而旋行，则美善而无弊矣。

产于潜者佳。选坚白肥鲜者，泔浸，切片，盘盛，隔布，上下铺湿米，蒸至米烂，晒干用。

人参 味甘、微苦，入足阳明胃、足太阴脾经。入戊土而益胃气，走己土而助脾阳，理中第一，止渴非常，通少阴之脉微欲绝，除太阴之腹满而痛，久利亡血之要药，盛暑伤气之神丹。

金匮人参汤 人参、白术、甘草、干姜各三两，即理中汤。治胸痹心痞，气结在胸，胸满，胁下逆抢心。以中气虚寒，脾陷胃逆，戊土迫于甲木，则胸中痞结，己土逼于乙木，则胁下逆抢。甘草、白术，培土而燥湿，姜、参，温中而扶阳，所以转升降之轴也。

理中丸 即人参汤四味作丸。治霍乱吐利，头痛身疼，发热恶寒。以夏月饮食寒冷，水谷未消，感冒风寒，皮毛外闭，宿食内阻，木气不舒，郁而克土，胃气壅遏，水谷莫容，胃逆则呕，脾陷则利。参、术、姜、甘，温补中气，所以拨上下之枢也。腹痛，加人参足前成四两，以阳衰气滞，土木逼迫，加人参补肝脾之阳，以消阴滞也。

四逆加人参汤 甘草二两，干姜二两半，生附子一枚，人参一两。治霍乱利止脉微。以泄利既多，风木不敛，亡血中之温气。四逆汤暖补水土，加人参以益血中之温气也。

伤寒通脉四逆汤（方在甘草）治少阴病，下利清谷，里寒外热，手足厥逆，脉微欲绝。利止脉不出者，加人参一两，以利亡血中温气，故肢寒，脉微欲将断绝，加人参补肝脾之阳，以充经脉也。

新加汤 桂枝三两，甘草二两，大枣十二枚，芍药四两，生姜四两，人参三两。治伤寒汗后身疼痛，脉沉迟者。以汗泻血中温气，阳虚肝陷，故脉沉迟。经脉凝涩，风木郁遏，故身疼痛。甘、枣、桂枝，补脾精而达肝气，加芍药清风木之燥，加生姜行血脉之瘀，加人参补肝脾之阳，以充经脉也。

白虎加人参汤 石膏一斤，知母六两，甘草二两，粳米六合，人参三两。治伤寒汗后心烦，口渴舌燥，欲饮水数升，脉洪大者。以胃阳素盛，津液汗亡，腑热未定，肺燥先动。白虎泻热清金，加人参以补汗亡之阳气也。治太阳中暍，汗出恶风，身热而渴者。以暑月感冒，风寒郁其内热，而伤元气，热盛而寒不能闭，是以汗出。白虎清金而泻热，加人参以益耗伤之阳也。

小柴胡汤 方在柴胡。治少阳伤寒，渴者，去半夏，加人参、栝楼根，以津化于气，气热故津伤而渴，人参、栝楼根，清金而益气也。

气充于肺，而实原于肾，肺气下降，而化肾水，水非气也，而水实含肺气。此气在水，《难经》谓为生气之原，道家名为水中气。盖阴阳之理，彼此互根，阴升而化阳，又怀阴精，阳降而化阴，又胎阳气。阳气一胎，己土左旋，升于东南，则化木火。脾以阴体而抱阳魂，非脾阳之春生，则木不温，非脾阳之夏长，则火不热，故肝脾虽盛于血，而血中之温气，实阳升火化之原也。及其升于火而降于金，则气盛矣，是以肝脾之气虚，肺胃之气实。虚而实则肝脾升，实而虚则肺胃降。实而实则胃壅塞而不降，虚而虚则肝脾抑郁而不升，而总由于中气之不旺。

中气居不戊不己之间，非金非木之际，旺则虚者，充实而左升，实者冲虚而右降，右不见其有余，左不见其不足。中气不旺，则轮枢莫转，虚者益虚而左陷，实者益实而右逆。

人参气质淳厚，直走黄庭，而补中气。中气健运，则升降复其原职，清浊归其本位，上下之呕泄皆止，心腹之痞胀俱消。仲景理中汤丸，用之以消痞痛而止呕泄，握其中枢，以运四旁也。大建中汤（方见胶饴）、大半夏汤（方见半夏）、黄连汤（方在黄连），诸方，皆用之治痞痛呕利之证，全是建立中气，以转升降之机。由中气以及四维，左而入肝，右而入肺，上而入心，下而入肾，无往不宜。但入心则宜凉，入肾则宜热，入肺胃则宜清降，入肝脾则宜温升，五脏自然之气化，不可违也。

中气者，经络之根本，经络者，中气之枝叶，根本既茂，枝叶自荣，枝叶若萎，根本必枯。肝脾主营，肺胃主卫，皆中气所变化也。凡沉、迟、微、细、弱、涩、结、代之诊，虽是经气之虚，而实缘中气之败，仲景四逆、新加、炙甘草，方在甘草。皆用人参，补中气以充经络也。

白术止湿家之渴，人参止燥证之渴。白术渗土金之湿，散浊气而还清，清气飘洒，真液自滴，人参润金土之燥，蒸清气而为雾，雾气氤氲，甘露自零。至于盛暑伤气之热渴，大汗亡津之烦躁，加人参于白虎、清金之内，化气生津，止渴涤烦，清补之妙，未可言喻。麦冬汤（方在麦冬）、竹叶石膏汤（方在竹叶），二方之用人参，清金补水之玉律也。

熟用温润，生用清润。

大枣　味甘、微苦、微辛、微酸、微咸，气香，入足太阴脾、足阳明胃经。补太阴己土之精，化阳明戊土之气，生津润肺而除燥，养血滋肝而息风，疗脾胃衰损，调经脉虚芤。

金匮十枣汤　甘遂、芫花、大戟等分为散，大枣十枚，煎服一钱匕。治中风表解，内有水气，下利呕逆，头痛，心下痞硬满，引胁下痛，汗出不恶寒者。以土败不能制水，水邪泛滥，中气郁阻，肝脾下陷而为泄利，胆胃上逆而作呕吐。戊土迫于甲木，是以心痞胁痛。相火升而卫泄，是以汗出。表证既解，故不恶寒。芫、遂、大戟，决其积水，大枣保其脾精也。

伤寒苓桂甘枣汤(方在茯苓)　用之治伤寒汗后，脐下悸动，欲作奔豚，以汗泻肝脾精气，木枯风动，郁勃冲击，土败而风木升腾，是为奔豚，大枣补脾精而滋风木也。金匮甘麦大枣汤方在小麦。用之治妇人脏燥，悲伤欲哭，以木枯风盛，肺津被耗，大枣补脾精而润风燥也。

伤寒小柴胡汤（方在柴胡）治少阳伤寒，胁下痞硬者，去大枣，加牡蛎，咳者，去人参、大枣、生姜，加五味、干姜。金匮黄芪建中汤（方在胶饴）治虚劳里急，诸不足，腹满者，去大枣，加茯苓一两，以其补而不行，益滞而助壅也。

木宜直升，曲则作酸，金宜从降，革则作辛，水宜上行，润下则咸，火宜下济，炎上则苦。酸则木病，故宜辛散，辛则金病，故宜酸收，咸则水病，故宜苦温，苦则心病，故宜咸寒。金木不遂其性则病生，水火各遂其性则病作，治宜对宫之味，所以反逆而为顺也。土居四象之中，得五味之和，五气之正，不酸、不辛、不苦、不咸，其味曰甘，不腥、不臊、不焦、不腐，其气曰香。味为阴而气为阳，阳性动而阴性静，以其味甘，则阴静而降，以其气香，则阳动而升，升则已土左旋而水木不陷，降则戊土右转而火金不逆。四象之病而生四味者，土气之弱也。

大枣纯和凝重，具土德之全，气味甘香，直走中宫，而入脾胃，其甘宜胃，其香宜脾。而香甘之外，则四象之味俱备，其辛宜肝，其酸宜肺，其苦宜肾，其咸宜心。补中宫而养诸子，既左右之咸宜，亦四达而不悖，真天下之佳果，人间之良药。

其味浓而质厚，则长于补血而短于补气。人参之补土，补气以生血也，大枣之补土，补血以化气也，是以偏入己土，补脾精而养肝血。凡内伤肝脾之病，土虚木燥，风动血耗者，非此不可，而尤宜于外感发表之际。

盖汗血一也，肺主卫气而司皮毛，肝主营血而司经络，营行脉中，为卫之根，卫行脉外，为营之叶，非卫则营不生，非营则卫不化，酝于卫而藏于营，则为血，酿于营而泄于卫，则为汗，虽异名而实同出，故曰夺汗者勿血，夺血者勿汗。太阳中风，卫气外敛，营郁而生内热，义详桂枝、麻黄。桂枝汤（方在桂枝）开经络而泻营郁，不以大枣补其营阴，则汗出血亡，外感去而内伤来矣，故仲景于中风桂枝诸方皆用之，补泻并行之法也。十枣汤、葶苈大枣数方，悉是此意。惟伤寒营闭卫郁，义在泻卫，不在泻营，故麻黄汤（方在麻黄）。不用也。其甘多而香少，则动少而静多，与姜桂同用，调其凝重之气，使之游溢于脏腑，洒陈于经络，以精专之体，改而为流利之性，此先圣之化裁也。

桂枝为内外感伤之原，遇沉、迟、结、代之脉，一变而为新加，再变而为炙甘草（方在甘草），总不离桂枝之法。而当归四逆（方在当归）

治厥阴脉微欲绝，则倍用大枣以滋肝血，方用大枣二十五枚。扩桂枝之义以宏大枣之功，而大枣之能事始尽。其伟绩殊效，备见于仲景诸方矣。

新制大枣法：选坚实肥大者，煮去苦水，换水煮烂，去皮核，净肉半斤，加生姜汁八两，入原汤煮化，连汁晒干。

胶饴　味甘，入足太阴脾、足阳明胃经。功专扶土，力可建中，入太阴而补脾精，走阳明而化胃气，生津润辛金之燥，养血滋乙木之风，善缓里急，最止腹痛。

伤寒小建中汤　胶饴一升，芍药六两，桂枝、甘草、生姜各三两，大枣十二枚。治少阳伤寒，阳脉涩，阴脉弦，寸为阳，尺为阴。法当腹中急痛者。以甲乙二木，表里同气，甲木不降，则阳脉涩，乙木不升，则阴脉弦。甲木不降，必克戊土，法当痛见于胸胁，乙木不升，必克己土，法当痛见于腹胁。木气枯硬，是以其痛迫急。少阳胆从相火化气，厥阴肝以风木主令，肝胆合邪，风火郁生，中气被贼，势在迫急。胶饴、甘草，补脾精而缓里急，姜、桂、芍药，达木郁而清风火也。治少阳伤寒，心中悸而烦者。以病传少阳，相火郁隆，不可发汗，汗亡少阳之津，木枯土弱，必传阳明，五行之理，病则传其所胜也。胃气调和则病愈，胃土堙郁而不和，其心中必生烦悸。盖少阳甲木，化气于相火，而下交癸水者，戊土培之也。汗泻中脘之阳，土弱胃逆，不能降蛰相火，相火飞腾，升炎于上，心液消烁，故生郁烦。胆胃上壅，阻碍厥阴升降之路，是以动悸。以枯木而贼弱土，燥热郁生，伤耗胃脘之精液，则中宫败矣。胶饴、甘草、大枣，补脾而生胃液，姜、桂、芍药，疏木而清相火也。小建中证，即炙甘草证之轻者，烦悸不已，必至经脉结代。《金匮》治虚劳里急腹痛，悸衄，梦而失精，四肢痠痛，手足烦热，咽干口燥者。以中气衰弱，凝郁莫运，甲木不降，累及厥阴，升路郁阻，而生动悸，相火刑金，收令不行，而生吐衄。肺津消烁，则咽干口燥。乙木不升，生气莫遂，贼伤己土，则腹痛里急。木郁风动，疏泄不藏，则梦而失精。手之三阳，足之三阴，陷而不升，则手足烦热，而肢节疼痛。胶饴、甘、枣，补土养精而缓里急，姜、桂、芍药，疏木达郁而清风也。

金匮大建中汤 胶饴一升，人参一两，干姜四两，蜀椒二合。治心胸中，大寒痛，呕不能饮食，腹中寒气，上冲皮起，头足出现，上下走痛，而不可触近。以火虚土弱，水邪无畏，中侮脾胃，上凌心火，火土双败，中上寒甚，呕痛齐作，饮食俱废。饴、参，培土而建中，干姜、蜀椒，补火而温寒也。

黄芪建中汤 黄芪两半，胶饴一升，芍药六两，桂枝三两，甘草二两，生姜三两，大枣十二枚。治虚劳里急，诸不足。虚劳之病，土败木遏，郁槁不荣，《素问》语。是以里急。生气失政，缘于阳虚。胶饴、甘、枣，补脾精而缓里急，姜、桂、芍药，疏木郁而清风燥，黄芪补卫阳而生营阴也。

乙木生于癸水而植于己土，甲木生于壬水而培于戊土，中气旺则戊土右降而甲木不逆，已土左升而乙木不陷，乙木直升，故腹胁松畅而不满急，甲木顺降，故胸胁冲和而不痞硬。中气颓败，不能四运，甲木上逆而贼戊土，乙木下陷而贼己土，土木逼迫，则痞硬满急，疼痛惊悸，吐衄遗泄，干燥烦热之病生焉。总以根本失养，枝干不荣，故变和缓而为急切，作盗贼以犯中原也。风木相火，郁生燥热，内耗脾胃之精液，外烁肝胆之精血，久而生意枯槁，中气亡败，则性命倾矣。胶饴温润淳浓，补脾精而养肝血，缓急切而润风燥，是以建中三方皆用之，以补中而缓急。

盖中气者，交济水火之枢，升降金木之轴，中气健旺，枢轴轮转，水木升而火金降，寒热易位，精神互根，自然邪去而正复，是强中御外之良规也。审其木燥而用芍药，水寒则用椒姜，气弱则加黄芪，血虚则加当归，解此四法，胶饴之用，备建中立极之妙矣。

粳米 味甘，入足太阴脾、足阳明胃、手太阴肺经。入太阴而补脾精，走阳明而化胃气，培土和中，分清泌浊，生津而止渴燥，利水而通热涩。

金匮附子粳米汤 附子一枚，粳米半升，半夏半升，甘草一两，大枣十枚。治腹中寒气，雷鸣切痛，胸胁逆满，呕吐。以火虚土败，水寒木郁，肝木克脾，故腹中雷鸣而为切痛，胆木克胃，故胸胁逆满而作呕吐。粳米、甘、枣，补土和中，附子驱下焦之湿寒，半夏降上脘之冲逆也。

伤寒桃花汤（方在赤石脂）用之治少阴病，腹痛下利，小便不利，便脓血者，以土湿水寒，木郁血陷，粳米补土而和中，利水而泻湿也。

人之中气冲和，升降不反，则清阳弗陷而浊阴弗逆，中气亏损，升降倒行，清气下陷，痛坠而泄利，浊气上逆，痛满而呕吐，则冲和之地，变而为急迫之场矣。物之冲和，莫如谷气，粳米得谷气之完，《素问》：稻米者完。最补中焦，而理清浊，附子粳米汤以此和平厚重之气助其中宫，桃花汤以此和煦发达之气益其中脘。中旺则癸水将退，而后干姜奏其回阳之效，己土将复，而后石脂成其固脱之功，阴邪欲遁，而后附子展其破寒之能，胃气欲平，而后半夏施其降逆之力。若非粳米握其中权，虽以半夏、附子之长于降浊，何足恃其前茅，干姜、石脂之善于升清，安得逞其后劲。常山率然，但有首尾，未能如此呼应之灵也。

饮食入腹，是变精气，谷气化精，归于肝脾，谷精化气，归于肺胃。物之润泽，莫过于气，气清而化津水，津旺则金润，水利则土燥。水愈利则土愈燥而气愈清，气愈清则津愈旺而水愈利，故止渴之法，机在益气而清金，清金之法，机在利水而燥土，以土燥则清气飘洒，津液流布，脏腑被泽，是以不渴，土湿则浊气湮郁，痰涎凝结，脏腑失滋，是以渴也。粳米清液淳浓，最能化气生津，清金止渴，长于利水而燥土。白虎汤方在石膏。用之治伤寒表解之热渴，石膏、知母，清金而化水，粳米益气而生津也。人参白虎汤（方在人参）用之治伤寒汗后之燥渴，石膏、知母，清金而化水，粳米、人参，益气而生津也。竹叶石膏汤（方在竹叶）用之治大病差后，虚羸少气，气逆欲吐，麦冬、石膏，清金而化水，粳米、人参，益气而生津也。麦门冬汤（方在麦冬）用之治咳嗽，火逆上气，咽喉不利，麦冬清金而化水，粳米、人参，益气而生津也。

盖非气则津不化，非津则水不生，譬之水沸而气腾焉，气上之熏泽而滋润者，津也，气下之泛洒而滴沥者，水也。使无粳米、人参益气生津之药，徒以知、膏、麦冬清金化水之品，求其止渴，断乎不能！人之夏热饮水，肠鸣腹胀而燥渴不止者，水不化气故也。

薏苡 味甘，气香，入足太阴脾、足阳明胃经。燥土清金，利水泻湿，补己土之精，化戊土之气，润辛金之燥渴，通壬水之淋沥，最泻经络风湿，善开胸膈痹痛。

金匮薏苡附子散 薏苡十五两，附子十枚。杵为散，服方寸匕。治胸痹缓急者。以水土湿寒，浊阴上逆，清气郁阻，胸膈闭塞。证有缓急不同，而总属湿寒。薏仁泻湿而降浊，附子驱寒而破壅也。

薏苡附子败酱散 薏苡十分，附子二分，败酱五分。杵为散，煎服方寸匕。小便当下。治肠痈，身甲错，腹皮急，按之濡，如肿状，腹无积聚，身无热，脉数。以寒邪在腹，膏血凝涩，堙郁臭败，腐而为脓。肠气壅遏，故腹皮胀急，而状如肿满。凝瘀腐化，故腹无积聚，而按之软塌。血败不华肌腠，故皮肤甲错，而失滑泽。卫阻而非表邪，故经脉数疾，而无外热。附子破其寒郁，败酱行其脓血，薏苡泻湿而开水窍也。败酱能化脓为水，水窍既开，故自小便下。

水非气清则不利，气非土燥则不清，土非水利则不燥。欲燥其土，必利其水，欲利其水，必清其气，欲清其气，必燥其土。土居气水之交，握其生化之权，而司其清浊之任者也。薏苡一物而三善备焉，上以清气而利水，下以利水而燥土，中以燥土而清气。

盖气化于精而水化于气，薏苡精液浓厚，化气最清，气秉清肃，化水最捷。以清肃之气而行降洒之令，千支万派，尽赴溪壑，水注川渎而大泽不涸，则土处沃衍而神洲不沉，湿消而气爽，露零而木荣矣。麻杏薏苡甘草汤方在麻黄。以治风湿之病，推之凡筋挛骨痛、水胀气鼓、肺痈肠疽、消渴淋痛之类，无不因湿，则薏苡之治效，固当不一而足也。

百病之来，湿居十九，悉缘于太阴脾土之阳衰也。泻湿而燥土者，未必益气清金，而利水者，未必补中，能清能燥，兼补兼泻，具抑阴扶阳之力，擅去浊还清之长，未可得于凡草常木之中也。

小麦 味甘、微苦，《素问》：肺色白，宜食苦，麦、羊肉、杏、薤皆苦。小麦是手太阴药。入足太阴脾、足阳明胃、手太阴肺经。润辛金之枯燥，通壬水之淋涩，能清烦渴，善止悲伤。

金匮甘麦大枣汤 甘草三两，小麦一升，大枣十枚。治妇人脏燥，悲伤欲哭，数欠伸者。以厥阴风木之气，最耗精血，风动而伤肺津，金燥则悲伤欲哭。五脏之志，在肺为悲，在肾为恐，五脏之声，在肺为哭。盖肺金燥降，则化肾水，物情喜升而恶降，升则得意而为喜，降则失意而为恐，悲者，恐之先机也。阳气将降，则生欠伸，欠伸者，阴引而下，阳引而上，未能即降也。义详《灵枢·口问》。甘草培土，大枣滋乙木而息风，小麦润辛金而除燥也。此与消渴，俱厥阴病。

小麦粥生津止渴，除烦泻热，白术散（方在白术）用之治心烦作呕，以其清心而除烦也。枳实芍药散（方在枳实）用之治痈脓，以其泻热而除湿也。

大麦 味甘、酸，性滑，入足阳明胃、手太阴肺经。利水消疸，止渴生津。

金匮硝矾散（方在硝石）用之治女劳黑疸，以其利水而泻湿也。白术散（方在白术）用之治妊娠作渴，以其润肺而生津也。

大麦粥利水泻湿，生津滑燥，化谷消胀，下气宽胸，消中有补者也。

神曲 味辛、甘，入足太阴脾经。化谷消痰，泻满除癥。

金匮薯蓣丸（方在薯蓣）用之治虚劳百病，以其调中而消滞也。

神曲辛烈之性，化宿谷停痰，磨硬块坚积，疗胀满泄利，化产后瘀血。

炒，研用。

吴茱萸 味辛、苦，性温，入足阳明胃、足太阴脾、足厥阴肝经。温中泻湿，开郁破凝，降浊阴而止呕吐，升清阳而断泄利。

伤寒吴茱萸汤 吴茱萸一升，人参三两，生姜六两，大枣十二枚。治阳明伤寒，食谷欲呕者。胃气顺降，则纳而不呕，胃气逆升，则呕而不纳。人参、大枣，培土而补中，吴茱萸、生姜，温胃而降逆也。治厥阴病，干呕，吐涎沫，头痛者。以土虚木郁，中气被贼，胃逆不降，浊气上冲，是以头痛干呕。湿气凝瘀，是以常吐涎沫。人参、大枣，培土而补中，茱萸、生姜，降逆而疏木也。治少阴病，吐利，手足厥冷，烦躁欲死者。以寒水侮土，脾陷胃逆，则吐利兼作。中气亏败，四肢失温，则手足厥冷。坎阳离根，散越无归，则烦躁欲死。人参、大枣，培土而补中，茱萸、生姜，降逆而升陷也。《金匮》治呕而胸满者。以中虚胃逆，浊气冲塞，故呕而胸满。人参、大枣，培土而补中，茱萸、生姜，降逆而泻满也。

伤寒当归四逆加吴茱萸生姜汤

当归、芍药、桂枝、通草各三两，细辛、甘草各二两，大枣十五枚，吴茱萸一升，生姜半斤。水六升，清酒六升，合煮，分三服。治厥阴病，手足厥冷，脉细欲绝，内有久寒者。以土主四肢，而手足之温暖，经脉之充畅者，赖厥阴乙木之力，以乙木性温，藏营血而孕君火，灌经络而主肢节也。积寒内瘀，肝血冷涩，不能四运，故肢寒而脉细。当归四逆补营血而通经脉，茱萸、生姜，温寒凝而行阴滞也。

金匮温经汤 当归、阿胶、芍药、川芎、桂枝、丹皮、人参、甘草、干姜各二两，半夏、麦冬各一升，吴茱萸三两。水一斗，煮三升，分温三服。亦主妇人少腹寒，久不受胎。兼崩中去血，或月水来过多，或至期不来。治妇人带下，下利不止，暮即发热，腹满里急，掌热口干。以曾半产，瘀血在腹，阻隔清阳升达之路，肝脾郁陷，故腹满里急。风木疏泄，故带下泄利。君火上逆，故手掌烦热，唇口干燥。暮而阳气不藏，是以发热。归、阿、芍药，养血而清风，丹、桂、川芎，破瘀而疏木，半夏、麦冬，降逆而润燥，甘草、人参，补中而培土，茱萸、干姜，暖肝而温经也。

吴茱萸辛燥之性，泻湿驱寒，温中行滞，降胃逆而止呕吐，升脾陷而除泄利，泻胸膈痞满，消脚膝肿痛，化寒痰冷饮，去嗳腐吞酸，逐经脉关节一切冷痹，平心腹胸首各种寒痛，熨胁腹诸癥，杀脏腑诸虫，医霍乱转筋，疗疝气痛坠。热水洗数次用。

蜀椒 味辛，性温，入足阳明胃、足厥阴肝、足少阴肾、足太阴脾经。暖中宫而温命门，驱寒湿而止疼痛，最治呕吐，善医泄利。

金匮大建中汤（方在胶饴）用之治心腹寒疼，以寒水而凌火土，蜀椒胜寒水而补火土也。乌头赤石脂丸（方在乌头）用之治心痛彻背，背痛彻心，以肾邪而贼心君，蜀椒益君火而逐阴邪也。升麻鳖甲汤（方在鳖甲）用之治阳毒，咽喉痛，吐脓血，以表邪而郁肝火，蜀椒开腠理而泻毒汁也。王不留行散（方在王不留行）用之治病金疮，以血亡而泻温气，蜀椒温肝脾而暖血海也。伤寒乌梅丸（方在乌梅）用之治厥阴蛔厥，以蛔癖寒湿，而居膈上，蜀椒温寒而驱蛔虫也。《金匮》白术散（方在白术）用之养妊娠胎气，以胎遇寒湿，则伤殒坠，蜀椒燥湿土而温寒水也。

蜀椒辛温下行，降冲逆而驱寒湿，暖水土而温中下，消宿食停饮，化石水坚癥，开胸膈痹结，除心腹寒疼，止呕吐泄利，疗黄疸水肿，坚齿髮，暖腰膝，开腠理，通关节，行血脉，除肿痛，缩小便，下乳汁，破瘀血，杀蛔虫。

去目及闭口者，炒去汗用。

椒目泻水消满，金匮己椒苈黄丸（方在防己）用之治肠间有水气，腹满者，以其泻水而消胀也。

椒目下气，善治耳鸣盗汗。

干姜　味辛，性温，入足阳明胃、足太阴脾、足厥阴肝、手太阴肺经。燥湿温中，行郁降浊，补益火土，消纳饮食，暖脾胃而温手足，调阴阳而定呕吐，下冲逆而平咳嗽，提脱陷而止滑泄。真武汤加减：下利者，去芍药，加干姜。

伤寒干姜附子汤　干姜一两，生附子一枚。治太阳伤寒，下后复汗，昼日烦躁不得眠，夜而安静，不呕不渴，脉沉，无表证，身无大热者。以火土俱败，寒水下旺，微阳拔根，不得宁宇。干姜温中以回脾胃之阳，附子暖下以复肝肾之阳也。

柴胡桂姜汤　柴胡半斤，黄芩三两，甘草二两，桂枝三两，栝楼根四两，干姜三两。治少阳伤寒，汗后复下，胸胁满结，小便不利，渴而不呕，但头汗出，心烦，往来寒热。以汗下伤其中气，土败木郁，不能行水，故小便不利。胆胃上逆，经气缠迫，故胸胁满结。相火升炎，发为烦渴。而表病未解，故往来寒热。柴胡疏甲木之滞，桂枝达乙木之郁，牡蛎消胸胁之满结，栝楼根润心肺之烦躁，姜、甘，温中而补土也。

干姜芩连人参汤　干姜、人参、黄芩、黄连各三两。治厥阴病，本自寒下，医复吐下之，寒格，更逆吐下。以中气虚寒，脾陷为利，相火升炎，而生上热。芩、连，清泻君相以除烦热，参、姜，温补脾胃以止吐利也。

金匮姜甘苓术汤 干姜、甘草各二两，茯苓、白术各四两。治肾着，身重腹重，腰中冷痛，如坐水中，小便自利，饮食如故。以身劳汗出，衣里冷湿，浸淫经络，以犯肾脏，肾位于腰，故腰中冷痛。苓、术，利水而泄湿，姜、甘，温中而培土也。

伤寒甘草干姜汤（方在甘草）治伤寒汗后，烦躁吐逆。金匮桂枝人参汤（方在人参）治胸痹心痞，胁下逆抢心。理中丸（方在人参）治霍乱吐利。伤寒甘草泻心汤（方在半夏）治伤寒下后，心下痞硬，干呕心烦，雷鸣下利。半夏泻心汤（方在半夏）治少阳下后，心下痞满。黄连汤（方在黄连）治太阴腹痛，欲作呕吐。桃花汤（方在粳米）治少阴腹痛，下利脓血。金匮大建中汤（方在胶饴）治心胸寒痛，呕不能食。胶姜汤（方在阿胶）治妇人陷经，漏下黑色。温经汤（方在茱萸）治妇人带下，下利不止，皆用之，以温脾胃而止呕吐也。

桂苓五味甘草去桂加干姜细辛汤

茯苓四两，五味半升，甘草、干姜、细辛各三两。治痰饮，咳逆胸满，以中虚胃逆，肺气郁阻，是以咳满，姜、辛，破壅而降逆也。

伤寒小柴胡汤（方在柴胡）

治少阳伤寒，咳者，去人参、大枣、生姜，加五味、干姜。四逆汤（方在甘草）治少阴病，四逆腹痛，咳者加五味、干姜。真武汤（方在茯苓）治少阴病，腹痛下利，咳者，加五味、辛、姜，姜、辛、五味，善下气逆，而治咳满。小青龙汤（方在麻黄）治伤寒，心下有水气，干呕，发热而咳。厚朴麻黄汤（方在厚朴）治咳而脉浮者，皆用之，以其下冲而降逆也。

火性炎上，有戊土以降之，则离阴下达而不上炎，水性润下，有己土以升之，则坎阳上达而不下润。戊己旋转，坎离交互，故上非亢阳而不至病热，下非孤阴而不至病寒。中气既衰，升降失职，于是水自润下而病寒，火自炎上而病热。戊土不降，逆于火位，遂化火而为热，己土不升，陷于水位，遂化水而为寒，则水火分离，戊土燥热而己土湿寒者，其常也。而戊土之燥热，究不胜己土之湿寒，盖水能胜火，则寒能胜热，是以十人之病，九患寒湿而不止也。干姜燥热之性，甚与湿寒相宜，而健运之力，又能助其推迁，复其旋转之旧。盖寒则凝而温则转，是以降逆升陷之功，两尽其妙。仲景理中用之，回旋上下之机，全在于此，故善医泄利而调霍乱。凡咳逆齁喘、食宿饮停、气膨水胀、反胃噎膈之伦，非重用 姜苓，无能为功。诸升降清浊、转移寒热、调养脾胃、消纳水谷之药，无以易此也。

五脏之性，金逆则生上热，木陷则生下热。吐衄呕哕、咳嗽喘促之证，不无上热，崩漏带浊、淋涩泄利之条，不无下热，而得干姜，则金降木升，上下之热俱退，以金逆而木陷者，原于中宫之湿寒也。干姜温中散寒，运其轮毂，自能复升降之常，而不至于助邪。其上下之邪盛者，稍助以清金润木之品，亦自并行而不悖。若不知温中，而但清上下，则愈清愈热，非死不止！此庸工之遗毒，而千载之奇冤，不可不辨也。

血藏于肝而原于脾，干姜调肝畅脾，暖血温经，凡女子经行腹痛，陷漏紫黑，失妊伤胎，久不产育者，皆缘肝脾之阳虚，血海之寒凝也，悉宜干姜，补温气而暖血海。

温中略炒用，勿令焦黑。

生姜　味辛，性温，入足阳明胃、足太阴脾、足厥阴肝、手太阴肺经。降逆止呕，泻满开郁，入肺胃而驱浊，走肝脾而行滞，荡胸中之瘀满，排胃里之壅遏，善通鼻塞，最止腹痛，调和脏腑，宣达营卫，行经之要品，发表之良药。

伤寒生姜泻心汤　生姜四两，人参三两，甘草三两，大枣十二枚，干姜一两，半夏半升，黄芩三两，黄连一两。治太阳伤寒，汗出表解，胃中不和，干噫食臭，心下痞硬，胁下有水气，腹中雷鸣下利者。以汗后中气虚寒，水谷不消，胃逆脾陷，土木皆郁，脾陷而贼于乙木，则腹中雷鸣而下利，胃逆而迫于甲木，则心下痞硬而噫臭。甲木化气于相火，君相皆升，必生上热。参、甘、姜、枣，温补中气之虚寒，黄连、黄芩，清泻上焦之郁热，半夏、生姜，降浊气之冲逆，消痞硬而止哕噫也。

黄芩加半夏生姜汤（方在半夏）

治太阳少阳合病，下利而作呕者。黄芩汤，方在黄芩。治太少之下利，加半夏、生姜，降胃逆而止呕也。

金匮生姜半夏汤 生姜一斤，半夏半升。治病人胸中似喘非喘，似呕非呕，似哕非哕，心中溃溃然无奈者。以肺胃上逆，浊气熏冲，胸膈郁烦，不可名状。生姜、半夏，降逆气而扫瘀浊也。

伤寒真武汤（方在茯苓） 治少阴病，腹痛下利，呕者，去附子，加生姜足前成半斤。通脉四逆汤（方在甘草），治少阴病，下利清谷，脉微欲绝，呕者，加生姜二两。伤寒理中丸（方在人参），治霍乱吐利，吐多者，去术，加生姜二两，以中郁胃逆，故作呕吐，生姜降胃逆而豁郁浊，善止呕吐也。

伤寒当归四逆加吴茱萸生姜汤（方在吴茱萸） 治厥阴伤寒，手足厥冷，脉细欲绝，内有久寒者。以肝司营血，久寒在肝，营血冷涩不行。当归四逆补营血而通经脉，吴茱萸、生姜，温寒凝而行瘀涩也。

新加汤（方在人参） 治伤寒汗后，身疼痛，脉沉迟者，桂枝汤加人参三两，芍药、生姜各一两，以经络寒涩，生姜温血海而行经脉也。

金匮当归生姜羊肉汤（方在当归） 治寒疝，腹胁痛，里急，并产后腹痛，寒多者，加生姜一斤。**厚朴七物汤**（方在厚朴），治腹满痛，寒多者，加生姜半斤，生姜温中寒而止腹痛力逊干姜，然亦有良效也。

人身之气，清阳左升于肝脾，浊阴右降于肺胃，胃土冲和，气化右转，则辛金清降，息息归根，壬水顺行，滴滴归源，雾露洒陈，津液流布，下趣溪壑，川渎注泻，是以下不虚空而上不壅满。肺胃不降，则气水俱逆，下之膀胱癃闭，溲尿不行，上之胸膈堙塞，津液不布，于是痰饮喘嗽，恶心呕哕之病生焉。生姜疏利通达，下行肺胃而降浊阴，善止呕哕而扫瘀腐，清宫除道之力，最为迅捷。缘肺胃主收，收令不旺，则逆行而病堙塞，生姜开荡堙塞，复其收令之常，故反逆而为顺也。本为泻肺之品，泻其实而不至损其虚，循良之性，尤可贵焉。

气盛于肺胃而实本于肝脾，血中之温气，肺气之根也。阳气初生于乙木之中，未及茂长，是以肝脾之气易病抑郁。生姜辛散之性，善达肝脾之郁，大枣气质醇浓，最补肝脾，而壅满不运，得生姜以调之，则精液游溢，补而不滞。桂枝汤方在桂枝。用之于甘枣桂芍之中，既以和中，又以发表。凡经络凝涩，沉迟结代，宜于补益营卫之品加生姜以播宣之，则流利无阻。炙甘草、新加汤、当归四逆汤皆用之，以温行经络之瘀涩也。

半夏 味辛，气平，入手太阴肺、足阳明胃经。下冲逆而除咳嗽，降浊阴而止呕吐，排决水饮，清涤涎沫，开胸膈胀塞，消咽喉肿痛，平头上之眩晕，泻心下之痞满，善调反胃，妙安惊悸。

伤寒半夏泻心汤 半夏半升，人参、甘草、干姜、黄芩、黄连各三两，大枣十二枚。治少阳伤寒，下后心下痞满而不痛者。以中气虚寒，胃土上逆，迫于甲木，经气结涩，是以作痞。少阳之经，循胃口而下胁肋，随阳明而下行，胃逆则胆无降路，故与胃气并郁于心胁，甲木化气于相火，君相同气，胃逆而君相皆腾，则生上热。参、甘、姜、枣，温补中脘之虚寒，黄芩、黄连，清泻上焦之郁热，半夏降胃气而消痞满也。《金匮》治呕而肠鸣，心下痞者。中气虚寒则肠鸣，胃气上逆则呕吐也。

金匮大半夏汤 半夏二升，人参三两，白蜜一斤。水一斗二升，和蜜扬之二百四十遍，煮，分三服。治胃反呕吐者。以脾阳虚败，水谷不消，而土木郁陷，下窍堵塞，是以不为泄利，而为呕吐。胃以下行为顺，反而逆行，故名胃反。人参补中脘之阳，建其枢轴，白蜜润下窍之结涩，半夏降上逆之胃气也。

伤寒黄芩加半夏生姜汤 黄芩三两，芍药二两，甘草二两，大枣十二枚，半夏半升，生姜三两。治太阳少阳合病下利而作呕者；黄芩汤（方在黄芩）治太少之下利，加半夏、生姜，降胃逆而止呕也。

葛根加半夏汤 葛根四两，麻黄三两，桂枝二两，甘草二两，芍药二两，生姜三两，大枣十二枚，半夏半升。治太阳阳明合病，不下利，但呕者。以阳明为少阳胆木所逼，水谷莫容，已消而在下脘则为利，未消而在上脘则为呕。半夏降胃逆而止呕也。

金匮半夏干姜散 半夏、干姜等分，为散，浆水服方寸匕。治干呕，吐逆，吐涎沫。以中寒胃逆，浊阴冲塞，肺气堙郁，淫蒸涎沫。干姜温中而下冲气，半夏降逆而荡瘀浊也。

小半夏汤 半夏一升，生姜一斤。治心下有支饮，呕而不渴者。以饮居心下，阻隔胃气，故胃逆作呕，而不觉燥渴。半夏、生姜，降逆气而排水饮也。

苓甘五味姜辛加半夏汤 茯苓四两，甘草三两，五味半升，干姜三两，细辛一两，半夏半升。治支饮，昏冒作呕，而不渴者。以饮居心下，隔其胃阳，阳升则冒，胃逆则呕，半夏驱水饮而止呕冒也。

越婢加半夏汤 麻黄六两，石膏半斤，甘草一两，生姜三两，大枣十五枚，半夏半升。治肺胀，咳喘上气，目如脱，脉浮大者。以中气虚滞，肺胃之降令素迟，一遇风寒，闭其皮毛，里郁莫泄，胃气逆升，肺壅为热，是以咳喘上气，而脉浮大。此为肺胀之病，即伤风齁喘而为热者。甘、枣，补其中虚，麻黄泻其皮毛，石膏清其肺热，生姜、半夏，降冲逆而破壅塞也。

伤寒半夏散 半夏、甘草、桂枝等分，为散，白饮和服方寸匕。不能服散，水煎服。治少阴病，咽痛者。以阴气上冲，因致咽痛。半夏、桂枝，降其冲逆，甘草缓其急迫也。

金匮半夏厚朴汤 半夏一升，厚朴三两，茯苓四两，生姜五两，苏叶二两。治妇人咽中如有炙脔。以湿旺气逆，血肉凝瘀。茯苓泻其湿，朴、半、姜、苏，降其逆而散其滞也。

半夏麻黄丸 半夏、麻黄等分，蜜丸。治心下悸者。以阳衰土湿，升降失政，脾陷而乙木不得直升，则郁勃而为悸，胃逆而甲木不能顺降，则悬虚而为惊。胃土上逆，浊阴填塞，心下更郁，经络壅涩，碍厥阴风木升达之路，是以心下悸动。《素问》：胃之大络，名曰虚里，出于左乳下，其动应衣，即此谓也。惊原于魂气之虚飘，悸原于经气之阻碍。半夏降胃逆而驱浊阴，麻黄开堙郁而通络路也。

人之中气，左右回旋，脾主升清，胃主降浊。在下之气，不可一刻而不升，在上之气，不可一刻而不降。一刻不升，则清气下陷，一刻不降，则浊气上逆。浊气上逆，则呕哕痰饮皆作，一切惊悸眩晕，吐衄嗽喘，心痞胁胀，膈噎反胃，种种诸病，于是生焉，而总由于中气之湿寒。盖中脘者，气化之原，清于此升，浊于此降，四象推迁，莫不本乎是。不寒不热，不燥不湿，阴阳和平，气机自转。寒湿偏旺，气化停滞，枢机不运，升降乃反，此脾陷胃逆之根也，安有中气健运，而病胃逆者哉！

甲木下行而交癸水者，缘于戊土之降，戊土不降，甲木失根，神魂浮荡，此惊悸眩晕所由来也。二火升炎，肺金被克，此燥渴烦躁所由来也。收令不遂，清气堙郁，此吐衄痰嗽所由来也。胆胃逆行，土木壅迫，此痞闷膈噎所由来也。凡此诸证，悉宜温中燥土之药，加半夏以降之。其火旺金热，须用清敛金火之品。然肺为病标而胃为病本，必降戊土，以转火金，胃气不降，金火无下行之路也。半夏辛燥开通，沉重下达，专入胃腑，而降逆气。胃土右转，浊瘀扫荡，胃腑冲和，神气归根，则鹤胎龟息，绵绵不绝竭矣。

血原于脏而统于经，升于肝而降于肺，肝脾不升，则血病下陷，肺胃不降，则血病上逆。缘中脘湿寒，胃土上郁，浊气冲塞，肺金隔碍，收令不行，是以吐衄。此与虚劳惊悸，本属同原，未有虚劳之久，不生惊悸，惊悸之久，不生吐衄者。当温中燥土，暖水敛火，以治其本，而用半夏降摄胃气，以治其标。

庸工以为阴虚火动，不宜半夏，率以清凉滋润之法，刊诸纸素。千载一辙，四海同风，《灵枢》半夏秫米之方（治目不得瞑，在“邪客篇”）。《金匮》半夏麻黄之制，绝无解者。仁人同心，下士不悟，迢迢长夜，悲叹殷庐，悠悠苍天，此何心哉！

洗去白矾用。妊娠姜汁炒。

代赭石　味苦，气平，入足阳明胃经。降戊土而除哕噫，镇辛金而清烦热。

伤寒旋覆花代赭石汤（方在旋覆花）用之治伤寒汗吐下后，心下痞硬，噫气不除者，以其降胃而下浊气也。滑石代赭汤（方在滑石）用之治百合病，下之后者，以其降肺而清郁火也。

代赭重坠之性，驱浊下冲，降摄肺胃之逆气，除哕噫而泄郁烦，止反胃呕吐，疗惊悸哮喘，兼治吐衄、崩漏、痔瘘、泄利之病。

煅红，醋淬，研细，绵裹，入药煎。

松软者佳，坚硬者无用。

肝脾下陷者忌之。

厚朴 味苦、辛，微温，入足阳明胃经。降冲逆而止嗽，破壅阻而定喘，善止疼痛，最消胀满。

伤寒桂枝加厚朴杏子汤 桂枝、芍药、生姜各三两，甘草、厚朴各二两，大枣十二枚，杏仁五十枚。治太阳伤寒，下后微喘者。下后中虚胃逆，肺金莫降，是以发喘。姜、甘、大枣，和中而补土，桂枝、芍药，疏木而泻热，厚朴、杏仁，降逆而止喘也。《伤寒》：喘家作，桂枝汤加厚朴、杏子仁。

朴姜甘夏人参汤 厚朴一斤，生姜半斤，甘草二两，半夏半升，人参一两。治伤寒汗后，腹胀满者。汗后中虚胃逆，浊阴冲塞，是以胀满。人参、甘草，补中而培土，朴、半、生姜，泻满而消胀也。

金匮厚朴大黄汤 厚朴一尺，枳实四枚，大黄六两。此即小承气汤，而分两不同。治支饮胸满者。以饮居心下，肺胃郁阻，是以胸满。大黄破结而逐饮，枳、朴，泻满而降逆也。

厚朴三物汤 厚朴八两，枳实五枚，大黄四两。此亦小承气汤，而分两不同。二方皆君厚朴。治腹满而便闭者。以滞气抟结，闭塞不通。枳、朴，行滞而止痛，大黄破结而开塞闭也。

厚朴七物汤 厚朴半斤，枳实五枚，大黄二两，桂枝二两，甘草三两，生姜五两，大枣十枚。治腹满痛，发热，脉浮而数，饮食如故者。以外感风邪，经腑皆郁，经气不泄，故发热脉数。腑气不通，故腹满而痛。甘、枣、桂、姜，达郁而解外，枳、朴、大黄，泻满而攻里也。

厚朴麻黄汤 厚朴五两，小麦一升，麻黄四两，石膏如鸡子大，杏仁半升，干姜二两，半夏半升，细辛二两，五味半升。治咳而脉浮者。以中脘不运，皮毛不合，肺胃郁阻，浊气莫泄。麻黄发表而散寒，小麦、石膏，清肺而润燥，朴、杏、半夏、姜、辛、五味，降逆而止咳也。

大小承气汤（方在大黄）、半夏厚朴汤（方在半夏）、枳实薤白桂枝汤（方在枳实）、王不留行散（方在王不留行），皆用之，以其降浊而行滞也。

厚朴苦辛下气，善破壅塞而消胀满，下冲逆而定喘嗽，疏通郁迫，和解疼痛，除反胃呕吐，疗肠滑泄利，消宿食停水，调泄秽吞酸，止肠胃雷鸣，平霍乱转筋，下冲消滞之物也。

去皮，姜汁炒。

枳实 味苦、酸、辛，性寒，入足阳明胃经。泻痞满而去湿，消陈宿而还清。

金匮枳术汤 枳实七枚，白术二两。煎，分三服。腹中软，即当散。治心下坚，大如盘，边如旋杯，水饮所作。以水停中脘，胃气郁阻，胆经隔碍，不得下行，痞结心下，坚硬不消。枳实泻水而消痞，白术燥土而补中也。

枳实薤白桂枝汤 枳实四枚，厚朴四两，瓜蒌一枚，薤白半斤，桂枝一两。治胸痹心痞，胸中满结，胁下逆抢心。以胆胃上逆，胸膈填塞。枳、朴、薤白，破壅塞而消痹结，瓜蒌、桂枝，涤浊瘀而下冲逆也。

伤寒枳实栀子汤 枳实三枚，栀子十四枚，香豉一两。清浆水煎，分二服，覆令微似汗。治大病差后，劳复者。大病新差，中气尚弱，因劳而复。浊阴上逆，中宫堙塞，经郁热作。枳实降浊而消滞，栀子泻热而清烦，香豉和中而散郁也。

金匮枳实芍药散 枳实、芍药等分。为散，服方寸匕，日三服，并主痈脓，以麦粥下之。治产后腹痛，烦满不得卧。以产后血亡肝燥，风木克土，是以腹痛。肝脾郁结，则胆胃壅塞，而生烦满。芍药清风而止痛，枳实泻满而除烦也。

栀子大黄汤（方在栀子）用之治伤寒下后，心烦腹满者，治酒疸懊侬热痛者，橘枳生姜汤（方在橘皮）用之治胸中痹塞，短气。桂姜枳实汤（方在桂枝），用之治心中痞塞悬痛。大小承气汤（二方在大黄）用之治阳明胃燥便难，皆以其泻痞满而破壅塞也。

枳实酸苦迅利，破结开瘀，泻痞消满，除停痰留饮，化宿谷坚癥，涤荡郁陈，功力峻猛，一切腐败壅阻之物，非此不消。

麸炒黑，勿令焦，研用。

栀子 味苦，性寒，人手少阴心、足太阴脾、足厥阴肝、足太阳膀胱经。清心火而除烦郁，泻脾土而驱湿热，吐胸膈之浊瘀，退皮肤之熏黄。

伤寒栀子干姜汤 栀子十四枚，干姜二两。煎，分三服。得吐，止后服。治太阳伤寒，大下后，身热不去，微烦者。大下败其中气，浊阴上逆，瘀生腐败，阻隔君火，身热心烦。干姜降逆而温中，栀子吐浊瘀而除烦热也。

栀子厚朴汤 栀子十四枚，厚朴四两，枳实四枚。煎，分二服。得吐，止后服。治伤寒下后，心烦腹满，卧起不安者。以下伤土气，中脘郁满，阳明不降，浊阴上逆，陈郁填塞，阻隔君火，烦躁不宁。枳、朴，泻满而降逆，栀子吐浊瘀而除烦也。

栀子香豉汤 栀子十四枚，香豉四两。煎，分二服。得吐，止后服。治伤寒汗下后，烦热，胸中窒者。汗下败其中气，胃土上逆，浊气填瘀，君火不得下行，故心宫烦热，胸中窒塞。香豉调中而开窒，栀子扫浊瘀而除烦热也。治阳明伤寒，下后胃中空虚，客气动膈，心中懊侬，舌上胎者。下伤胃气，浊阴逆上，客居胸膈，宫城不清，故生懊侬。香豉和中而下气，栀子涌浊淤而清懊侬也。治厥阴病，利后虚烦，按之心下濡者。香豉和中而泻湿，栀子决浊瘀而清虚烦也。

栀子甘草香豉汤 栀子十二枚，香豉四两，甘草二两。煎，分二服。得吐，止后服。治伤寒汗吐下后，虚烦不得眠，剧则反覆颠倒，心中懊侬此栀子香豉证。而少气者。香豉、甘草，调胃而补中气，栀子涤浊瘀而清虚烦也。

栀子生姜香豉汤 栀子十二枚，香豉四两，生姜五两。煎，分二服。得吐，止后服。治伤寒汗吐下后，虚烦不得眠，剧则反覆颠倒，心中懊侬此栀子香豉证。而呕者。香豉、生姜，降逆而止呕吐，栀子荡浊瘀而清虚烦也。

栀子柏皮汤 栀子十五枚，甘草一两，黄柏皮一两。治太阴伤寒，发热身黄者。湿在经络，郁而不泻，则发热身黄。甘草、柏皮，补中而清表热，栀子泻湿而退身黄也。

金匮栀子大黄汤 栀子十四枚，香豉一升，枳实五枚，大黄三两。治酒疸，心中懊侬，或热痛者。酒疸湿热郁蒸，故心懊侬。甲木冲击，故生热痛。香豉、枳、黄，降浊而泻热，栀子清心而除懊侬也。

茵陈蒿汤（方在茵陈），治太阴病，身黄腹满，小便不利者，谷疸同此。大黄硝石汤（方在大黄），治黄疸腹满，小便不利者，皆用之，以清乙木之郁蒸，泻膀胱之湿热也。

栀子苦寒，清心火而除烦热，烦热既祛，清气下行，则浊瘀自涌。若热在膀胱，则下清水道，而开淋涩。盖厥阴乙木，内孕君火，膀胱之热，缘乙木之遏陷，亦即君火之郁沦也，善医黄疸者，以此。

香豉 味苦、甘，微寒，入足太阴脾经。调和脏腑，涌吐浊瘀。

仲景伤寒栀子香豉汤（方在栀子）用之治伤寒汗下后，烦热，胸中窒者，土湿胃逆，浊瘀凝塞，香豉扫浊瘀而开凝塞也。治伤寒汗吐下后，虚烦不得眠，剧则反覆颠倒，心中懊侬者，以腐败壅塞，浊气熏冲，香豉涌腐败而清宫城也。瓜蒂散（方在瓜蒂），用之治胸中塞瘀，心中痞硬，气冲咽喉，不得息，以寒瘀胶塞，阻碍气道，香豉荡腐物而清胸膈也。金匮栀子大黄汤（方在栀子）用之治酒疸，心中懊侬热痛，以湿热熏冲，心君郁痞，香豉排郁陈而宁神宇也。

香豉调和中气，泻湿行瘀，扫除败浊，宿物失援，自然涌吐，实非吐剂。肃清脏腑，甚有除旧布新之妙。

瓜蒂 味苦，性寒，入足阳明胃、足太阴脾经。利水而泻湿淫，行瘀而涌腐败。

伤寒瓜蒂汤 瓜蒂二十枚。水一升，煎五合，顿服之。治太阳中暍，身热痛重，而脉微弱。以夏月汗出，浴于冷水，水入汗孔，而行皮中，窍隧冷闭，郁遏阳火，而生内热。壮火伤气，故脉微弱。瓜蒂决皮中之水，开窍而泻热也。

瓜蒂散 瓜蒂一分，赤小豆一分。为散，取一钱匕，以香豉一合，用热汤煮作稀糜，去滓，取汁和散，温服，取吐。不吐，加之，得快吐乃止。治胸有寒瘀，病如桂枝证，头不痛，项不强，寸脉微浮，心中痞硬，气上冲咽喉，不得息者。以胃土上逆，碍胆经降路，二气相迫，结于胃口，故心下痞硬。降路梗塞，则肺气逆冲，咽喉阻闭，肺气郁遏淫蒸，而化痰涎，隧道皆填，是以胸膈壅闷，不得喘息。小豆、香豉，行其瘀浊，瓜蒂涌其痰涎也。治厥阴病，邪结胸中，心下烦，饥不能食，手足厥冷，脉乍紧者。以痰涎在胸，郁阻肺气，不得四达。瓜蒂涌痰涎以通气道也。治宿食在上脘者。宿食上停，浊气不降，郁闷懊侬，头痛发热，其状甚似外感。瓜蒂涌之，则浊降而病除也。

瓜蒂苦寒，泻水涤痰，涌吐腐败，以清气道，荡宿食停饮，消水肿黄疸，通脑闷鼻齆，止咳逆齁喘，湿热头痛，风涎喉阻，一切癫痫蛊胀之病皆医。

亡血家忌之。

蜀漆 味苦、辛，性寒，入足阳明胃、足太阴脾、足少阳胆经。荡浊瘀而治痎疟，扫腐败而疗惊狂。

金匮蜀漆散 蜀漆、云母、龙骨等分。为散，未发前浆水服半钱匕。温疟加蜀漆半分，临发时服一钱匕。治牝疟，多寒者。寒湿之邪，客于少阳之部，郁遏阳气，不得外达。阳气发于阴邪之内，重阴闭束，莫能透越，鼓搏振摇，则生寒战。阳郁热盛，透围而出，是以发热。阳气蓄积，盛而后发，故至期病作，应如潮信。阳旺则蓄而即盛，故日与邪争，阳衰则久而方振，故间日而作。阳进则一郁即发，锐气倍常，故其作日早，阳退则闭极方通，渐至困乏，故其作日晏。作之日早，则邪退日速，作之日晏，则邪退日迟。作晏而退迟者，阳衰不能遽发，是以寒多。阳败而终不能发，则绝寒而无热矣。云母泻其湿寒，龙骨收其腐败，蜀漆排决陈宿，以达阳气也。

伤寒救逆汤（方在龙骨）用之治伤寒火劫，亡阳惊狂，起卧不安者，以阳亡湿动，君相离根，浊阴上填，心宫胶塞，蜀漆除道而清君侧也。

蜀漆苦寒疏利，扫秽行瘀，破坚化积，清涤痰涎，涌吐垢浊，是以善医痎疟惊狂之病。

洗去腥用。

黎芦 味苦、辛，性寒，入足阳明胃、手太阴肺经。涌胸膈之痰涎，定皮肤之瞤惕。

金匮黎芦甘草汤 黎芦、甘草。原方失载。治病人手指臂肿动，身体瞤瞤者。以手之三阴，自胸走手，手之三阳，自手走头，经气郁遏，故结而为肿，郁而为动。郁极则身体瞤动，不但指臂而已。此缘胸有瘀浊，阻隔经气往来之路，是以如此。甘草培其中气，黎芦吐其瘀浊，以通经气也。

黎芦苦寒毒烈，善吐浊痰，兼治疥癣，杀诸虫，点痣，去息肉。

升麻 味辛、苦、微甘，性寒，入手阳明大肠、足阳明胃经。利咽喉而止疼痛，消肿毒而排脓血。

金匮升麻鳖甲汤 升麻二两，鳖甲手掌大一片，甘草二两，当归一两，雄黄五钱，蜀椒一两。水四升，煎一升，顿服。治阳毒为病，面赤斑斑如锦文，咽喉痛，吐脓血。阳毒之病，少阳甲木之克阳明也。手足阳明，皆行于面，少阳甲木，从相火化气，火之色赤，故面见赤色。足阳明之脉，循喉咙而入缺盆，胆胃壅迫，相火瘀蒸，故咽喉痛而吐脓血。其病五日可治，七日不可治。升麻、甘草，清咽喉而缓急迫，鳖甲、当归，消凝瘀而排脓血，雄黄、蜀椒，泻湿热而下逆气也。

升麻鳖甲去雄黄蜀椒汤 升麻二两，鳖甲手掌大一片，甘草二两，当归一两。治阴毒为病，面目青，身痛如被杖，咽喉痛。阴毒之病，厥阴乙木之克太阴也。厥阴乙木，开窍于目，木之色青，故面目青。脾主肌肉，足太阴之脉，上膈而挟咽，肝脾郁迫，风木冲击，故身及咽喉皆痛。升麻、甘草，清咽喉而缓急迫，鳖甲、当归，破结滞而润风木也。

阳毒、阴毒，病在肝胆，而起于外邪，非风寒束闭，郁其脏腑，不应毒烈如是。升麻清利咽喉，解毒发汗，表里疏通，是以奏效也。

伤寒麻黄升麻汤（方在麻黄）用之治厥阴病，咽喉不利，吐脓血，以其清咽喉而排脓血也。

升麻辛凉升散，清利咽喉，解肌发表，善治风寒侵迫，咽喉肿痛，呕吐脓血之病。最能解毒，一切蛊毒邪秽之物，入口即吐。避疫疠烟瘴之气，断泄利遗带之恙，止吐衄崩淋诸血，消痈疽热肿，平牙根臭烂，疗齿疼，医口疮，胥有良效。

手阳明自手走头，足阳明自头走足，二经升降不同，升麻升提之性，入手阳明为顺，入足阳明为逆。咽喉之病，以及口舌牙齿，其位在上，须用升麻，而加清降之药，自高下达，引火归根。若足阳明他病，悉宜降药，不宜升麻，惟用于涌吐方中乃可。后世庸工，以之升提足阳明胃腑清气，足阳明顺下则治，逆上则病，何可升乎！

葛根 味甘、辛，性凉，入足阳明胃经。解经气之壅遏，清胃腑之燥热，达郁迫而止利，降冲逆而定喘。

伤寒葛根汤 葛根四两，麻黄、

桂枝、芍药、甘草各二两，大枣十二枚，生姜二两。治伤寒太阳阳明合病，项背强几几，无汗恶风者。阳明胃经，自头走足，行身之前，背者，胸之府也，《素问》语。太阳经病不解，内侵阳明，阳明郁遏，不得顺降，冲逆胸膈，胸膈莫容，遂后壅于项背，故项背强直，几几不柔。寒闭皮毛，故无汗恶风。姜、甘、大枣，利中宫而补土，桂枝、芍药，达凝郁而泻热，麻黄散太阳之寒，葛根解阳明之郁也。治太阳与阳明合病，自下利者。以经气郁遏，则腑气壅迫，不能容受，未消之食，必至上呕，已化之谷，必至下利。麻黄发表而泻郁遏，葛根疏里而达壅迫也。又治太阳病，欲作刚痉，无汗而小便反少，气上冲胸，口噤不得语者。以过汗亡津，筋脉不柔，复感寒邪，闭其皮毛，则病刚痉。足阳明脉循上齿，手阳明脉循下齿，筋脉燥急，故口噤不开。麻黄泻闭而散寒，葛根降逆而润燥也。

桂枝加葛根汤　桂枝三两，芍药、甘草各二两，大枣十二枚，生姜三两，葛根四两。煎服。治太阳阳明合病，项背强几几，汗出恶风者。风泄皮毛，故汗出恶风。桂、芍，泻太阳而达营郁，葛根解阳明而降气逆也。

葛根黄连黄芩汤　葛根半斤，黄连一两，黄芩二两，甘草二两。治太阳中风，下后下利脉促，喘而汗出者。以下伤中气，脾陷为利，胃逆为喘。上热郁生，窍开汗出。连、芩，清君相之火，葛根降阳明之逆也。

金匮竹叶汤（方在竹叶）用之治产后中风，发热面赤，喘而头痛，以胃气上逆，肺郁生热，故气喘头痛而发热面赤，葛根清胃而降逆也。

奔豚汤（方在甘李根白皮）用之治奔气上冲胸，腹痛，往来寒热，以风木勃发，则生烦躁，生葛清风而润燥，泻热而除烦也。

葛根辛凉下达，除烦泻热，降阳明经腑之郁，经腑条畅，上脘之气不逆，则下脘之气不陷，故呕泄皆医。生津止渴，清金润燥，解阳明郁火，功力尤胜。

作粉最佳。鲜者取汁用，甚良。

赤石脂　味甘、酸、辛，性涩，入手少阴心，足太阴脾、手阳明大肠经。敛肠胃而断泄利，护心主而止痛楚。

伤寒桃花汤 干姜三两，粳米一升，赤石脂一斤，用一半研末。水七升，煮米熟，去渣，温服七合，入赤石脂末方寸匕。治少阴病，腹痛下利，小便不利，便脓血者。以水土湿寒，脾陷肝郁，二气逼迫，而腹为之痛。木愈郁而愈泄，水道不通，则谷道不敛，膏血脱陷，凝瘀腐败，风木摧剥，而下脓血。粳米补土而泻湿，干姜温中而驱寒，石脂敛肠而固脱也。

赤石脂禹馀粮汤 赤石脂一斤，禹余粮一斤。治伤寒下利不止，利在下焦，服理中汤，利益甚者。己土湿陷，庚金不敛，则为泄利。而己土湿陷之利，其病在中，理中可愈，庚金不敛之利，其病在下，理中不能愈。石脂、余粮，涩滑而断泄利也。

乌头赤石脂丸（方在乌头）用之治心痛彻背，以其保宫城而护心君也。

赤石脂酸收涩固，敛肠住泄，护心止痛，补血生肌，除崩收带，是其所长。最收湿气，燥脾土，治停痰吐水之病。更行瘀涩，破凝滞，有摧生下衣之能。兼医痈疽、痔瘘、反胃、脱肛之证。

禹余粮 味甘，微寒，入足太阴脾、足少阴肾、足厥阴肝、手阳明大肠经。止小便之痛涩，收大肠之滑泄。

伤寒禹余粮丸（原方失载）治汗家重发汗，恍惚心乱，小便已阴痛者。以发汗太多，阳亡神败，湿动木郁，水道不利，便后滞气梗涩，尿孔作痛。禹余粮甘寒收涩，秘精敛神，心火归根，坎阳续复，则乙木发达，滞开而痛止矣。

赤石脂禹余粮汤（方在石脂）用之治大肠滑脱，利在下焦者，以其收湿而敛肠也。

禹余粮敛肠止泄，功同石脂，长于泻湿，达木郁而通经脉，止少腹骨节之痛，治血崩闭经之恙，收痔瘘失血，断赤白带下。

煎汤，生，研。作丸、散，煅红，醋淬，研细用。

鸡子黄 味甘，微温，入足太阴脾、足阳明胃经。补脾精而益胃液，止泄利而断呕吐。

伤寒黄连阿胶汤（方在阿胶）用之治少阴病，心中烦，不得卧者，以其补脾而润燥也。金匮百合鸡子汤（方在百合）用之治百合病，吐之后者，以其涤胃而降逆也。排脓散（方在桔梗）用之，以其补中脘而生血肉也。

鸡子黄温润淳浓，体备土德，滋脾胃之精液，泽中脘之枯槁，降浊阴而止呕吐，升清阳而断泄利，补中之良药也。

煎油，治小儿湿热诸疮，甚效。

鸡子白在三卷中。

麻仁 味甘，气平，性滑，入足阳明胃、手阳明大肠、足厥阴肝经。润肠胃之约涩，通经脉之结代。

伤寒麻仁丸 麻子仁二升，芍药半斤，杏仁一斤，去皮尖，炒用，研如脂，大黄一斤，厚朴一斤，枳实半斤。末，炼蜜丸梧子大，饮服十丸，日三服，渐加。治阳明病，脾约便难。以脾气约结，糟粕不能顺下，大肠以燥金主令，敛涩不泄，日久消缩，约而为丸。燥结不下，是以便难。麻仁、杏仁，润燥而滑肠，芍药、大黄，清风而泻热，厚朴、枳实，行滞而开结也。

炙甘草汤（方在甘草）用之治少阳病，脉结代，心动悸者，以其养血而润燥也。

麻仁滑泽通利，润大肠而滋经脉，隧路梗涩之病宜之。

去壳，炒，研用。

白蜜 味甘、微咸，入足阳明胃、足太阴脾、手阳明大肠经。滑秘涩而开结，泽枯槁而润燥。

伤寒蜜煎导法 蜜七合。炼干，作挺如指，长二寸，内谷道中，欲大便时去之。治阳明病，自汗出，小便自利，津液内竭，大便硬者。以汗尿亡津，而致便硬，非胃热便难之比，不可攻下，蜜煎润燥而滑肠也。

金匮大半夏汤（方在半夏）用之治反胃呕吐，以肠窍闭塞，糟粕不得下传，白蜜润大肠而通传道也。伤寒大陷胸丸（方在大黄）用之治结胸项强，以其滑胸膈而下瘀浊也。金匮乌头汤（方在乌头）用之治历节疼痛，以其滑经络而止寒湿也。大乌头煎（方在乌头）用之治寒疝绕脐痛，以其润筋脉而缓迫急也。甘草粉蜜汤（方在甘草）用之治蛔虫为病，吐涎心痛，以其滋乙木而息风燥也。甘遂半夏汤（方在甘遂）用之治留饮欲去，心下续坚满，以其滑肠胃而泻水饮也。

蜂蜜浓郁滑泽，滋濡脏腑，润肠胃而开闭涩，善治手足阳明燥盛之病。太阴湿旺，大便滑溏者勿服。

入水四分之一，炼熟用。

大黄 味苦，性寒，入足阳明胃、足太阴脾、足厥阴肝经。泻热行瘀，决壅开塞，下阳明之燥结，除太阴之湿蒸，通经脉而破癥瘕，消痈疽而排脓血。

伤寒大承气汤 大黄四两，芒硝三两，枳实五枚，厚朴半斤。治阳明病，胃热便难。以表病失解，郁其胃阳，阳莫盛于阳明，阳明戊土，从燥金化气，阳旺土燥，肠窍结涩，腑热莫宣，故谵语潮热，手足汗流。胃气壅遏，不得下泄，故脐腹满痛。大黄、芒硝，破结而泻热，厚朴、枳实，降逆而消滞也。

小承气汤 大黄四两，厚朴二两，枳实三枚。治阳明病，腑热方作。大黄泻其燥热，朴、枳，开其郁滞也。

大陷胸汤 大黄六两，芒硝一斤，甘遂一钱。水六升，煮大黄，取二升，去渣，入芒硝，煎化，入甘遂末，分服。治太阳中风，下早而为结胸。以腑热未实，下之太早，伤其中气，戊土不降，里阴上逆，皮毛未泄，表阳亦陷，阴阳拒隔，结于胸中。寒热逼蒸，化生水气，硬满疼痛，烦躁懊侬。硝、黄，泻其郁热，甘遂排其水饮也。

大陷胸丸 大黄半斤，芒硝半斤，葶苈半斤，杏仁半升。共末之，入芒硝，研如脂，丸如弹子大，取一枚，甘遂末一钱、白蜜二合，水二升，煮一升，温顿服之。一宿乃下。不下，更服。治结胸项强，状如柔痉。以湿热熏冲，上连颈项。大黄、芒硝，破结而泻热，杏仁、葶苈、甘遂，降逆而泻水也。

大黄黄连泻心汤 大黄二两，黄连一两。麻沸汤一升渍之，去渣，分温服。治伤寒下后复汗，心下痞硬。以汗下伤其中气，阳亡土败，胃气上逆，阻碍胆经降路，结于心下，痞塞硬满。相火既隔，君火亦升。大黄泻戊土而清热，黄连泻心火而除烦也。

桂枝加大黄汤 桂枝三两，甘草二两，生姜三两，大枣十二枚，芍药六两，大黄一两。治太阳病，医反下之，因而腹满实痛，属太阴者。以太阳表病，误下而伤脾气，脾陷木遏，郁生风热，侵克己土，胀满而成实痛。桂枝和中而解表，芍药滋乙木而清风，大黄泻己土而消满也。

金匮大黄硝石汤 大黄、硝石、黄柏各四两，栀子十五枚。水煎，顿服。治黄疸，腹满自汗，小便不利而赤。以黄家湿淫经络，皮毛莫启，是以发黄，今汗孔外泄，水道里郁，表和里实，湿不在经络而在脏腑，法当用下。大黄、黄柏，泻其瘀热，硝石、栀子，清其湿热也。

苓甘五味姜辛半杏加大黄汤 茯苓四两，甘草三两，五味半升，干姜三两，细辛三两，半夏半升，杏仁半升，大黄三两。治痰饮，水去呕止，肿消痹愈，而面热如醉者。痰饮服半夏而水去，服杏仁而肿消，若面热如醉，是胃热逆冲，上熏其面。缘足之三阳，自头走足，阳明行身之前，自面而下，加大黄以泻阳明之热也 。

大黄附子汤 大黄三两，细辛二两，附子三枚。炮用。治胁下偏痛，发热，其脉紧弦。以脾土寒湿，郁其肝气，风木抑遏，故胁痛而发热，脉弦而且紧，宜以温药下其结寒。辛、附，温寒而破瘀，大黄下积而开结也。

大黄甘草汤 大黄一两，甘草一两。治食已即吐者。以土弱胃逆，浊气痞塞，郁生上热，故水谷不下。大黄破其痞塞，甘草培土补中，缓其下行之急也。

伤寒抵当汤 大黄三两，桃仁、水蛭、虻虫各三十枚。水煎，分三服。治伤寒六七日后，表证犹在，脉微而沉，热在下焦，其人发狂，小腹硬满，小便自利者。以表病失解，经热莫达，内传膀胱之腑，血室瘀蒸，是以发狂，宜先解其表寒，而后下其瘀血，桃、蛭、虻虫，破其瘀血，大黄泻其郁蒸也。

金匮大黄䗪虫丸 大黄十分，甘草三两，杏仁一升，芍药四两，干地黄十两，桃仁一升，干漆一两，虻虫一升，水蛭百枚，蛴螬半升，䗪虫半升，黄芩三两。蜜丸，小豆大，酒饮服五丸，日三服。治五劳义详《素问·宣明五气篇》中。七伤，义详《金匮·血痹虚劳》。羸瘦腹满，内有干血，肌肤甲错，两目黯黑。以中气劳伤，己土湿陷，风木抑遏，贼伤脾气，脾气堙郁，不能腐热水谷，化生肌肉，故羸瘦而腹满。肝藏血而窍于目，肝气抑遏，营血瘀涩，无以荣华皮腠，故肌肤甲错而两目黯黑。甘草培土而缓中，杏仁行滞而泻满，桃仁、干漆、虻虫、水蛭、蛴螬、䗪虫，破郁而消癥，芍药、地黄，清风木而滋营血，黄芩、大黄，泻相火而下结块也。

下瘀血汤 大黄三两，桃仁二十枚，䗪虫二十枚。炼蜜为四丸，酒一升，煮一丸，取八合，顿服之。瘀血下如豚肝。亦主经水不利。治产后腹痛，中有瘀血，着于脐下者。以瘀血在腹，木郁为痛。桃仁、䗪虫，破其瘀血，大黄下其癥块也。

大黄甘遂汤 大黄二两，甘遂二两，阿胶二两。煮一升，顿服之。其血当下。治产后水与血结在血室，小腹胀满，小便微难而不渴者。以水寒湿旺，乙木抑遏，水瘀血结，不得通达，故腹胀满，便难而不渴。阿胶清风而润木，大黄、甘遂，下瘀血而行积水也。

大黄牡丹皮汤 大黄四两，芒硝四合，瓜子半升，桃仁五十枚，牡丹皮一两。煎一升，入芒硝，煎化，顿服之。有脓当下，无脓下血。治肠痈，少腹肿痞，按之痛如淋，小便调，自汗出，时时发热，复恶寒，脓已成，其脉洪数者。以湿寒隔碍，气血不行，壅肿而为痈疽。营卫瘀遏，外寒内热，郁热淫蒸，故肉腐为脓。脓之未成，气血壅塞，则脉见迟紧，脓成结消，气血通达，故见洪数。未脓可下，脓成宜排。丹皮、桃仁、瓜子，排决其脓血，大黄、芒硝，寒泻其燔蒸也。

大黄苦寒迅利，泻热开瘀，决壅塞而通结闭，扫腐败而荡郁陈，一切宿食留饮，老血积痰，得之即下，心痞腹胀，胃结肠阻，饮之即通，湿热瘀蒸，非此不除，关窍梗塞，非此不开，荡涤肠胃之力莫与为比，下痢家之停滞甚捷。

酒浸用。

巴豆 味辛、苦，大热，入足阳明胃、足太阴脾、足少阴肾经。驱寒邪而止痛，开冷滞而破结。

伤寒二白散（方在桔梗）用之治寒实结胸，无热证者，以寒实郁结，痞塞不通，巴豆破寒实而决郁塞也。

巴豆辛苦大热，破沉寒积冷，止心疼腹痛，泻停痰积水，下宿谷坚癥，治霍乱胀痛，不能吐泻，疗寒痰阻闭，不得喘息，排脓血而去腐秽，荡积滞而断疟痢，消死肌胬肉，点疣痣疥癣，种种奇功，神异非常。

去壳，炒，研用。强人可服二厘。

长沙药解·卷二

当归 味苦、辛，微温，入足厥阴肝经。养血滋肝，清风润木，起经脉之细微，回肢节之逆冷，缓里急而安腹痛，调产后而保胎前，能通妊娠之小便，善滑产妇之大肠，奔豚须用，吐蛔宜加，寒疝甚良，温经最效。

伤寒当归四逆汤 当归三两，芍药三两，细辛二两，通草三两，甘草二两，大枣二十五枚。治厥阴伤寒，手足厥冷，脉细欲绝。以肝司营血，而流于经络，通于肢节，厥阴之温气亏败，营血寒涩，不能充经络而暖肢节。甘草、大枣，补脾精以荣肝，当归、芍药，养营血而复脉，桂、辛、通草，温行经络之寒涩也。

金匮当归生姜羊肉汤 当归三两，生姜五两，羊肉一斤。治寒疝腹痛，胁痛里急，及产后腹痛。以水寒木郁，侵克己土。当归补血而荣木，生姜、羊肉，行滞而温寒也。

当归芍药散 当归三两，芍药一斤，川芎三两，白术四两，茯苓四两，泽泻半斤。治妇人妊娠杂病诸腹痛。以脾湿肝郁，风木贼土。归、芎、芍药，疏木而清风燥，苓、泽、白术，泻湿而补脾土也。

当归贝母苦参丸 当归四两，贝母四两，苦参四两。治妊娠小便难，饮食如故。以膀胱之水，生于肺金而泻于肝木，金木双郁，水道不利。当归滋风木之郁燥，贝母、苦参，清金利水而泻湿热也。

当归散 当归一斤，芍药、川芎一斤，黄芩一斤，白术半斤。为散，酒服方寸匕。治胎产诸病。以胎前产后诸病，土湿木郁，而生风燥。芎、归、芍、芩，滋风木而清热，白术燥湿土而补中也。

火为阳而水为阴，水中之气，是为阳根。阳根左升，生乙木而化丁火，火降而阳清，则神发焉。神旺于火，而究其本原，实胎于木，阳气全升则神旺。木处阳升之半，神之初胎，灵机方肇，是谓之魂，魂藏于肝而舍于血。肝以厥阴风木，生于癸水，癸水温升，而化血脉。血者，木之精液，而魂之体魄也。

风静血调，枝干荣滋，则木达而魂安。温气亏乏，根本失养，郁怒而生风燥，精液损耗，本既摇落，体魄伤毁，魂亦飘扬，此肝病所由来也，于是肢寒脉细，腹痛里急，便艰尿涩，经闭血脱，奔豚吐蛔寒疝之类，由此生焉。悉当养血，以清风燥。

当归滋润滑泽，最能息风而养血，而辛温之性，又与木气相宜，酸则郁而辛则达，寒则凝而温则畅，自然之理也。血畅而脉充，故可以回逆冷而起细微。木达而土苏，故可以缓急痛而安胎产。诸凡木郁风动之证，无不宜之。但颇助土湿，败脾胃而滑大便，故仲景用之，多土木兼医。但知助阴而不知伐阳，此后世庸工所以大误苍生也。

阿胶　味平，入足厥阴肝经。养阴荣木，补血滋肝，止胞胎之阻疼，收经脉之陷漏，最清厥阴之风燥，善调乙木之疏泄。

金匮胶艾汤　阿胶二两，干地黄六两，芍药四两，当归三两，川芎二两，甘草二两，艾叶三两。治妊娠胞阻，腹痛下血。以乙木不达，侵克己土，是以腹痛。乙木郁陷，而生风燥，疏泄失藏，是以下血。胶、地、归、芍，养血而清风燥，甘草补中而缓迫急，川芎疏木而达遏郁，艾叶暖血而回陷漏也。

胶姜汤　阿胶、干姜。原方阙载，今拟加甘草、大枣、生姜、桂枝。治妇人经脉陷下，滴漏墨色。以脾肾阳亏，风木郁陷，经寒血漏，色败而黑。阿胶滋风木而止疏泄，干姜温经脉而收陷漏也。

乙木生于癸水而长于己土，水温土燥，则木达而血升，水寒土湿，则木郁而血陷，木气抑遏，不得发扬，于是怫郁而生风燥，凡诸腹痛里急、崩漏淋利之证，无不以此。风木之性，专于疏泄，泄而未遂，则梗涩不行，泄而太过，则注倾而下。阿胶息风润燥，养血滋阴。猪苓（方在猪苓）、薯蓣（方在薯蓣）、黄土（方在黄土）、温经（方在茱萸）、白头翁（方在白头翁）、炙甘草（方在甘草）、鳖甲煎（方在鳖甲）、黄连阿胶（方在黄连）、大黄甘遂（方在大黄），诸方皆用之，以滋乙木之风燥也。其性滋润凝滞，最败脾胃而滑大肠，阳衰土湿，饮食不消，胀满溏滑之家，甚不相宜。必不得已，当辅以姜、桂、二苓之类。

蛤粉炒，研用。

地黄 味甘、微苦，入足太阴脾、足厥阴肝经。凉血滋肝，清风润木，疗厥阴之消渴，调经脉之结代，滋风木而断疏泄，血脱甚良，泽燥金而开约闭，便坚亦效。

金匮肾气丸 干地黄八两，山茱萸四两，薯蓣四两，茯苓三两，泽泻三两，牡丹皮三两，桂枝一两，附子一两。治虚劳腰痛，小腹拘急，小便不利，及妇人转胞，不得小便，及短气有微饮，及男子消渴，小便反多。以木主疏泄，水寒土湿，乙木郁陷，不能上达，故腰痛而腹急。疏泄之令不行，故小便不利。土木郁塞，下无透窍，故胞系壅阻而转移。水饮停留，上无降路，故气道格碍而短促。木以疏泄为性，郁而莫泄，激怒而生风燥，津液伤耗，则病消渴。风木之性，泄而不藏，风盛而土湿，不能遏闭，泄之太过，故小便反多。久而精溺注倾，津液无余，则枯槁而死。燥在乙木，湿在己土，而寒在癸水。乙木之燥，病之标也，癸水之寒，病之本也，是当温补肾气，以拔病本。附子补肾气之寒，薯、萸，敛肾精之泄，苓、泽，渗己土之湿，地黄润乙木之燥，桂枝达肝气之郁，丹皮行肝血之滞。

盖木愈郁而风愈旺，风旺而疏泄之性愈烈，泄之不通，则小便不利，泄而失藏，则小便反多，标异而本同，总缘于土湿而水寒，生意之弗遂也。水温土燥，郁散风清，则木气发达，通塞适中，而小便调矣。

肾气者，坎中之阳，《难经》所谓肾间动气，生气之根，呼吸之门也。方以肾气为名，则君附子而不君地黄，地黄者，淮阴之兵，多多益善，而究非主将也。

仲景于地黄，无作君之方，无特加之法。肾气丸用之治消渴淋隆，君附子以温肾气，地黄滋风木之枯燥也。薯蓣丸（方在薯蓣）用之治虚劳风气，君薯蓣以敛肾精，地、胶、归、芍，清风木之疏泄也。伤寒炙甘草汤（方在甘草）用之治经脉结代，君甘草以补中气，地、胶、麻仁，滋经脉之燥涩也。大黄䗪虫丸（方在大黄）用之治劳伤干血，君大黄、䗪虫以破积，地黄、芍药，润经脉之枯燥也。黄土汤（方在黄土）用之治便后下血，君黄土以收血脱，地黄、阿胶，清风木之疏泄也。胶艾汤（方在阿胶）用之治胎阻下血，君胶、艾以回血漏，地黄、归、芍，清风木之疏泄也。百合地黄汤（方在百合）用之治百合初病，君百合以清肺热，地黄泄脏腑 之瘀浊也。

地黄滋润寒凉，最滑大便，火旺土燥者宜之。伤寒阳明病，腑燥便结，多服地黄浓汁，滋胃滑肠，胜用承气。鲜者尤捷，故百合地黄汤以之泻脏腑瘀浊，其力几同大黄。温疫、疹病之家，营郁内热，大用生地，壮其里阴，继以表药发之，使血热外达，皮肤斑生，亦为要物。血热不得透泄，以致经络郁热，而生痂癞，是为癞风，用生地于表散之中，清经热以达皮毛，亦为良品。水旺土湿者，切不可服！

凡人木病则燥，土病则湿，而木之病燥，究因土湿。滋木之燥，势必益土之湿，土湿愈增，则木燥愈甚，木益枯而土益败，则人死矣。地黄甚益于风木，甚不宜于湿土。阳旺土燥则不病，病者皆阴旺而土湿者也。

外感阳明之中，燥湿相半，三阴全是湿寒。内伤杂病，水寒土湿者，十之八九，土木俱燥者，不多见也。脾约之人，大便结燥，粪若羊矢，反胃噎膈，皆有此证，是胃湿而肠燥，非真燥证也。衄家，惟阳明伤寒，卫郁莫泄，逆循上窍，冲逼营血，以致鼻流，于表汗之中，加生地凉营之味，使之顺达皮毛，乃为相宜。至于内伤吐衄，悉缘土湿，更非燥证，以及种种外热烦蒸，无非土湿阳飞，火奔水泛，久服地黄，无有不死！

盖丁癸同宫，戊己并行，人之衰也，火渐消而水渐长，燥日减而湿日增，阳不胜阴，自然之理。阳旺则壮，阴旺则病，阳纯则仙，阴纯则鬼，抑阴扶阳，不易之道。但至理幽玄，非上智不解，后世庸工，以下愚之资，而谈上智之业，无知妄作，遂开补阴滋水之派。群儿冒昧，翕习成风，著作流传，遍于寰海，使抱病之家，死于地黄者十九，念之可为痛心也！

晒干，生用。仲景方中生地，是用鲜者取汁。熟地之制，庸工妄作，不足用也。

芍药 味酸、微苦，微寒，入足厥阴肝、足少阳胆经。入肝家而清风，走胆腑而泻热，善调心中烦悸，最消腹里痛满，散胸胁之痞热，伸腿足之挛急，吐衄悉瘳，崩漏胥断，泄痢与淋带皆灵，痔漏共瘰疬并效。

伤寒桂枝加芍药汤 桂枝三两，甘草二两，大枣十二枚，生姜三两，芍药六两。治太阳伤寒，下后腹满痛，属太阴者。以木养于土，下败脾阳，己土湿陷，乙木遏郁，而生风燥，侵克己土，是以腹痛。木贼土困，便越二阳，而属太阴。姜、甘、大枣，补土和中，桂枝达肝气之郁，加芍药清风木之燥也。

小柴胡汤（方在柴胡）治少阳伤寒，腹中痛者，去黄芩，加芍药。通脉四逆汤（方在甘草）治少阴病，下利脉微，腹中痛者，去葱，加芍药二两。金匮防己黄芪汤（方在防己）治风湿脉浮身重，胃中不和者，加芍药三分，盖土湿木陷，郁生风燥，风木冲击，脾土被伤，必作疼痛，不以芍药清风燥而泻木郁，痛不能止也。伤寒真武汤（方在茯苓）治少阴病，腹痛，四肢沉重疼痛，而用芍药。小建中汤（方在阿胶）治少阳伤寒，腹中急痛，而倍芍药，皆此义也。四逆散（方在甘草）治少阴病，四逆，腹痛用芍药而加附子，法更妙矣。

新加汤（方在人参） 治太阳伤寒，发汗后，身疼痛，脉沉迟者，桂枝加芍药生姜各一两人参三两。以肝司营血，行经络而走一身，汗泄营中温气，木枯血陷，营气沦郁而不宣畅，故身作疼痛而脉见沉迟。木陷则生风，人参补血中之温气，生姜达经脉之郁陷，芍药清风木之枯燥也。

附子汤（方在附子） 治少阴病，身体疼，手足寒，骨节痛，脉沉者。以血行于经络，走一身而达肢节，水寒而风木郁陷，是以脉沉。营血郁涩，不能行一身而暖肢节，是以身疼而肢节寒痛。参、术、苓、附，补火土而泻寒水，芍药清风木之枯燥也。

芍药甘草汤 芍药四两，甘草四两。治太阳伤寒，脉浮汗出，心烦恶寒，小便数，脚挛急。以阳虚土弱，脾陷胃逆，相火不降而心烦，风木不升而恶寒。风木疏泄，上下失藏，故汗出而尿数。津液耗伤，筋脉焦缩，故腿足挛急。甘草补其土虚，芍药双清木火，以复津液也。

相火上郁，则阳泄而烦心，小建中治少阳病心悸而烦者，芍药清相火之逆升也。

风木下郁，则阳陷而恶寒，芍药甘草附子汤，芍药三两，甘草三两，附子一枚。治太阳伤寒，发汗病不解，反恶寒者。以汗伤中气，风木不达，阳气郁陷，则表病不解而反加恶寒，缘阳不外达于皮毛也。阳气之陷，因土虚而水寒。甘草补己土之虚，附子温癸水之寒，芍药清风木之燥也。

桂枝去芍药汤 桂枝三两，甘草三两，大枣十二枚，生姜三两。治太阳伤寒，下后脉促胸满者。以表证未解，而误下之，经阳内陷，为里阴所拒，结于胸膈，则为结胸。若脉促者，“仲景脉法”：脉来数，时一止复来者，名曰促。是经阳不至全陷，“脉法”：阳盛则促，是为里阴所壅逼。故表证犹未解也，可用桂枝表药。若觉胸满，则当去芍药。缘下伤中气，里阴上逆，表阳内陷，为里阴所拒，是以胸虽不结，而亦觉壅满，里阳既败，故去芍药之酸寒，而以桂枝达其经阳也。若微觉恶寒，便是阳陷稍深，则于去芍药方中，加附子以温寒水也。

真武汤，下利者，去芍药，加干姜二两，以肝脾阳败，则下陷而为泄利，故去芍药之酸寒，而加干姜之辛温也。

阳根于水，升于肝脾，而化丁火，水寒土湿，脾阳郁陷，下遏肝木升达之路，则郁勃而克脾土，腹痛里急之病，于是生焉。厥阴以风木之气，生意不遂，积郁怒发，而生风燥，是以厥阴之病，必有风邪。风性疏泄，以风木抑遏，而行疏泄之令，若消若淋，若泄若痢，若崩若漏，若带若遗，始因郁而欲泄，究欲泄而终郁，其或塞或通，均之风燥则一也。芍药酸寒入肝，专清风燥而敛疏泄，故善治厥阴木郁风动之病。肝胆表里同气，下清风木，上清相火，并有捷效。

然能泄肝胆风火，亦伐脾胃之阳，《伤寒》：太阴为病，脉弱，其人续自便利，设当行大黄、芍药者，宜减之，以其人胃气弱，易动故也。凡风木之病，而脾胃虚弱，宜稍减之，与姜、桂、苓、术并用，土木兼医。若至大 便滑泄，则不可用矣。黄芩汤、大柴胡用之治少阳之下利，以甲木而克戊土，所以泻少阳之相火也。伤寒别经及杂证下利，皆肝脾阳陷，不宜芍药。其败土伐阳，未如地黄之甚，然泻而不补，亦非虚家培养之剂也。

《金匮》妇人腹痛用芍药诸方，总列于后。妊娠及杂病诸腹痛，当归芍药散主之（方在当归）。产后腹痛烦满，枳实芍药散主之（方在枳实）。产后虚羸，腹痛里急，痛引腰背，杂病腹中痛，小建中汤主之（方在胶饴）。带下，少腹满痛，经一月再见者，土瓜根散主之（方在土瓜根）。

防风 味甘、辛，入足厥阴肝经。燥己土而泻湿，达乙木而熄风。

金匮桂枝芍药知母汤（方在桂枝）用之治历节疼痛，以其燥湿而舒筋脉也。薯蓣丸（方在薯蓣）用之治虚劳，风气百病，以其燥湿而达木郁也。竹叶汤（方在竹叶）用之治产后中风，发热面赤，以其疏木而发营郁也。

厥阴风木之气，土湿而木气不达，则郁怒而风生。防风辛燥发扬，最泻湿土而达木郁，木达而风自息，非防风之发散风邪也。风木疏泄，则窍开而汗出，风静而汗自收，非防风之收敛肌表也。其诸主治，行经络，逐湿淫，通关节，止疼痛，舒筋脉，伸急挛，活肢节，起瘫痪，清赤眼，收冷泪，敛自汗盗汗，断漏下崩中。

柴胡 味苦，微寒，入足少阳胆经。清胆经之郁火，泻心家之烦热，行经于表里阴阳之间，奏效于寒热往来之会，上头目而止眩晕，下胸胁而消硬满，口苦咽干最效，眼红耳热甚灵，降胆胃之逆，升肝脾之陷，胃口痞痛之良剂，血室郁热之神丹。

伤寒小柴胡汤 柴胡半斤，半夏半升，甘草三两，黄芩三两，人参三两，大枣十二枚，生姜三两。治少阳伤寒中风五六日，往来寒热，胸胁苦满，默默不欲饮食，心烦喜呕。以少阳之经，居表阳里阴之中，表阳内郁，则热来而寒往，里阴外乘，则热往而寒来。其经行于胸胁，循胃口而下，逆而上行，戊土被克，胆胃俱逆，土木壅遏，故饮食不纳，胸胁满而烦呕生。少阳顺降，则下温而上清，少阳逆升，则下寒而上热，热胜则传阳明，寒胜则传太阴。柴胡、黄芩，清泻半表，使不热胜而入阳明，参、甘、大枣，温补半里，使不寒胜而入太阴，生姜、半夏，降浊阴之冲逆而止呕吐也。又治腹中急痛者，以胆胃逼迫，则生痞痛，参、甘、大枣、柴胡、黄芩，内补土虚而外疏木郁也。治妇人中风，经水适断，热入血室，寒热如疟，发作有时者。以经水适断，血室方虚，少阳经热，传于厥阴，而入血室。夜而血室热作，必神挠乱，谵妄不明。外有胸胁痞满，少阳经证。肝胆同气，柴、芩清少阳经中之热，亦即清厥阴血室之热也。

大柴胡汤 柴胡半斤，黄芩三两，半夏半升，生姜五两，大枣十二枚，芍药二两，枳实四两，大黄二两。治少阳伤寒，汗出不解，心中痞硬，呕吐而下利者。以少阳半表阳旺，热胜而传阳明，汗愈泄而胃愈燥，故汗出不解。甲木侵迫，戊土被逼，胃气郁遏，水谷莫容，故吐利俱作。胃口壅塞，故心中痞硬。少阳证罢，便是阳明之承气证，此时痞硬呕利，正在阳明少阳经腑合病之秋。柴、芩、芍药，清少阳之经，枳实、大黄，泻阳明之腑，生姜、半夏，降浊气而止呕逆也。

金匮鳖甲煎丸（方在鳖甲）用之治病疟一月不差，结为癥瘕，以疟邪亦居少阳之部，柴胡所以散少阳经气之痞塞也。

寒性闭塞而营性发散，伤寒则寒愈闭而营愈发，发而不通，遂裹束卫气而生表寒，迟则阳郁而后发热。风性疏泄而卫性收敛，中风则风愈泄而卫愈敛，敛而不启，遂遏逼营血而生里热，迟则阴郁而后恶寒。阳盛于三阳，阴盛于三阴，少阳之经，行于二阳三阴之中，半表半里之介，半里之阴乘于外，则闭藏而为寒，及其衰也，内郁之阳，又鼓发而为热，热来则寒往矣，半表之阳发于内，则蒸腾而为热，及其衰也，内郁之阴，又裹束而为寒，寒来则热往矣。阳明之不能热往而寒来者，阳盛于表也，太阴之不能寒往而热来者，阴盛于里也。足少阳以甲木而化相火，顺则下行而温水脏，相火下秘，故上清而下暖，逆而上行，出水腑而升火位，故下寒而上热。下寒则半里之阴内旺，所以胜表阳而为寒，上热则半表之阳外旺，所以胜里阴而为热。表阳里阴，各居其半，均势相争，胜负循环，则见寒热之往来。阴胜则入太阴之脏，但有纯寒而热不能来，阳胜则入阳明之腑，但有纯热而寒不能来。

入腑则吉，徐用承气，泻其内热而外无别虑，入脏则凶，急用四逆，温其里寒而未必万全，是以入脏为逆，入腑为顺，然入腑失下而亦有死者，究不如在经之更顺也。方其在经，阴阳搏战，胜负未分，以小柴胡双解表里，使表阳不至传腑，里阴不至传脏，经邪外发，汗出病退，此小柴胡之妙也。

足少阳经，自头走足，行身之侧，起于目之外眦，从耳下项，由胸循胁，绕胃口而下行，病则逆行，上克戊土，而刑辛金。以甲木而克戊土，胃无下降之路，则气逆而作呕吐，以相火而刑辛金，肺无下降之路，则气逆而生咳嗽。辛金被贼，则痞塞于胸胁，戊土受虐，则胀满于腹胁，以其经气之结滞也。木气盛则击撞而痛生，火气盛则熏蒸而发热，凡自心胁胸肋而上，若缺盆颈项，若咽喉口齿，若辅颐腮颧，若耳目额角，一切两旁热痛之证，皆少阳经气之逆行也。少阳甲木，居于左而行于右，邪轻则但发于左，邪旺则并见于右。柴胡入少阳之经，清相火之烦蒸，疏木气之结塞，奏效最捷，无论内外感伤，凡有少阳经病，俱宜用之。缘少阳之性，逆行则壅迫而暴烈，顺行则松畅而和平，柴胡清泻而疏通之，经气冲和，则反逆为顺，而下行也。

肝胆表里相通，乙木下陷而生热者，凡诸淋浊泄利之类，皆有殊功。以其轻清萧散，甚与肝胆之郁热相宜，热退郁消，自复升降之旧，故既降少阳之逆，亦升厥阴之陷。痔漏之证，因手少阳之陷，瘰疬之证，因足少阳之逆，并宜柴胡。

黄芩 味苦，气寒，入足少阳胆、足厥阴肝经。清相火而断下利，泻甲木而止上呕，除少阳之痞热，退厥阴之郁蒸。

伤寒黄芩汤 黄芩三两，芍药二两，甘草一两，大枣十二枚。若呕者，加半夏半升，生姜三两。治太阳少阳合病，自下利者。以太阳而传少阳，少阳经气内遏，必侵克戊土，而为呕利。逆而不降，则壅逼上脘而为呕，降而不舒，则郁迫下脘而为利。利泄胃阳，则入太阴之脏，利亡脾阴，则传阳明之腑。少阳以甲木而化相火，易传阳明而为热。甘草、大枣，补其脾精，黄芩、芍药，泻其相火也。

外台黄芩汤 黄芩三两，半夏半升，人参三两，大枣十二枚，干姜二两，桂枝一两。治干呕下利者。以中气虚寒，脾陷而贼于乙木，则为下利，胃逆而贼于甲木，则为干呕。人参、大枣，补中培土，干姜、桂枝，温升肝脾而止下利，黄芩、半夏，清降胆胃而止干呕也。

伤寒小柴胡汤（方在柴胡）用之治往来寒热，胸胁硬满。大柴胡汤（方在柴胡）用之治发热汗出，心下痞硬。半夏泻心汤（方在半夏）用之治呕而发热，心中痞满。生姜泻心汤（方在生姜）用之治干呕食臭，心下痞硬。甘草泻心汤（方在甘草）用之治水谷不化，心下痞硬。附子泻心汤（方在附子）用之治恶寒汗出，心下痞硬。大黄黄连泻心汤（方在大黄）用之治关上脉浮，心下痞濡，以少阳之经，自头走足，下胸贯膈，由心下而行两胁，经气郁遏，内攻戊土，胃气被贼，胀满不运，外逼少阳之经，结塞不开，是以心胁痞满，结微则濡，结甚则硬，少阳经郁，相火升炎，黄芩清少阳之相火，以泻痞郁之热也。葛根黄芩黄连汤（方在葛根）用之治喘而汗出者。泽漆汤（方在泽漆）用之治咳而脉浮者，清相火之刑辛金也。干姜芩连人参汤（方在干姜）用之治食入即吐者，清甲木之克戊土也。金匮鳖甲煎丸（方在鳖甲）用之治疟病结为癥瘕，清少阳之郁火也。大黄䗪虫丸（方在大黄）用之治虚劳内有干血，清厥阴之燥热也。当归散（方在当归）用之治妊妇诸病，清风木之郁蒸也。黄土汤（方在黄土）用之治便后下血，清风木之疏泄也。

甲木清降，则下根癸水而上不热，乙木温升，则上生丁火而下不热，足厥阴病则乙木郁陷而生下热，足少阳病则甲木郁升而生上热，以甲木原化气于相火，乙木亦含孕乎君火也。黄芩苦寒，并入甲乙，泻相火而清风木，肝胆郁热之证，非此不能除也。然甚能寒中，厥阴伤寒，脉迟，而反与黄芩汤彻其热，脉迟为寒，今与黄芩汤复除其热，腹中应冷，当不能食，今反能食，此名除中，必死，小柴胡汤，腹中痛者，去黄芩，加芍药，心下悸，小便不利者，去黄芩，加茯苓，凡脉迟、腹痛、心下悸、小便少者，忌之。

清上用枯者，清下用实者，内行醋炒，外行酒炒。

黄柏 味苦，气寒，入足厥阴肝、足太阴脾经。泻己土之湿热，清乙木之郁蒸，调热利下重，理黄疸腹满。

伤寒乌梅丸（方在乌梅）用之治厥阴伤寒，气上撞心，心中疼热，食即吐蛔，以木郁则虫化，郁冲而生上热，黄柏泻郁升之上热而杀蛔虫也。

白头翁汤（方在白头翁）用之治厥阴病，热利下重者，以木郁则利作，郁陷而生下热，黄柏泻郁陷之下热而举重坠也。

金匮栀子柏皮汤（方在栀子）用之治太阴病，身黄发热者。大黄硝石汤（方在大黄）用之治黄疸腹满，小便不利者，以乙木湿陷，不能疏泄，郁生下热，传于膀胱，水窍不开，溢于经络，则身黄腹满而发热，黄柏泻湿热而清膀胱也。

阳衰土湿，乙木不达，抑遏而生湿热，冲于胃口，则心中疼热，陷于大肠，则热利下重，郁于膀胱，淫于肌肤，则腹满身黄。黄柏苦寒迅利，疏肝脾而泻湿热，清膀胱而排瘀浊，殊有捷效，最泻肝肾脾胃之阳。后世庸工，以此为滋阴补水之剂，著书立说，传流不息，误人多矣。

黄柏清脏腑之湿热，柏皮清经络之湿热，故发热身黄用柏皮。

白头翁 味苦，性寒，入足少阳胆、足厥阴肝经。清下热而止利，解郁蒸而凉血。

伤寒白头翁汤 白头翁三两，黄连三两，黄柏三两，秦皮三两。

治厥阴病，热利下重，欲饮水者。以已土湿陷，木郁而生下热，不能疏泄水道，则为下利，缘风木之性，愈郁则愈泄，水道不开，谷道必不能闭也。足厥阴风木，手少阳相火，俱陷于大肠，故魄门郁热而重坠。手少阳下陷，则足少阳上逆，君相合气，升炎于上，故渴欲饮水。白头翁清少阳之相火，黄连清少阴之君火，黄柏、秦皮，泻厥阴之湿热也。

白头翁苦寒之性，并入肝胆，泻相火而清风木，是以善治热利。其诸主治，消瘿瘤，平瘰疬，治秃疮，化癥块，清咽肿，断鼻衄，收血利，止腹痛，医外痔，疗偏坠。

秦皮 味苦，性寒，入足厥阴肝经。清厥阴之郁热，止风木之疏泄。

伤寒白头翁汤（方在白头翁）用之治热利下重者，以其清热而止利也。

秦皮苦寒酸涩，专入厥阴，清郁蒸而收陷泄。其诸主治，通经脉，开痹塞，洗目赤，收眼泪，去瘴翳，除惊痫，收崩带，止泄痢。

白蔹 味苦，微寒，入足少阳胆、足厥阴肝经。清少阳上逆之火，泻厥阴下郁之热。

金匮薯蓣丸（方在薯蓣）用之治虚劳，风气百疾，以其泻肝胆之郁热也。

白蔹苦寒疏利，入肝胆之经，散结滞而清郁热。其诸主治，消瘰疬，平痔漏，清赤目，止血痢，除酒皻，灭粉刺，理痈肿，收带浊，解女子阴中肿痛。

豆黄卷 味甘，气平。利水泻湿，达木舒筋。

金匮薯蓣丸（方在薯蓣）用之，以其泻湿而疏木也。

大豆黄卷专泻水湿，善达木郁，通腠理而逐湿痹，行经脉而破血癥，疗水郁腹胀之病，治筋挛膝痛之疾。黑大豆长于利水而行血，及其芽生而为黄卷，更能破瘀而舒筋，以其发舒通达，秉之天性也。黑豆芽生五寸，干之为黄卷。

苦参 味苦，性寒，入足厥阴肝、足太阳膀胱经。清乙木而杀虫，利壬水而泻热。

金匮苦参汤 苦参一斤，煎汤熏洗。治狐惑蚀于下部者。以肝主筋，前阴者，宗筋之聚，土湿木陷，郁而为热，化生虫䘌蚀于前阴。苦参清热而去湿，疗疮而杀虫也。

当归贝母苦参丸（方在当归）用之治妊娠小便难，以土湿木陷，郁而生热，不能泄水，热传膀胱，以致便难，苦参清湿热而通淋涩也。

苦参苦寒之性，清乙木之瘀热而杀虫䘌，泻壬水之热涩而开癃闭。其诸主治，疗鼻齄，止牙痛，消痈肿，除疥癞，平瘰疬，调痔漏，治黄疸、红痢、齿衄、便血。

生梓白皮 味苦，性寒，入足少阳胆、足阳明胃经。泻戊土之湿热，清甲木之郁火。

伤寒麻黄连翘赤小豆汤（方在连翘）用之治太阴病，瘀热在里，而发黄者，以其清胃胆上逆之瘀热也。

太阴土湿，胃气逆行，胀满不运，壅碍甲木下行之路，甲木内侵，束逼戊土，相火郁遏，湿化为热，则发黄色，以木主五色，入土化黄故也。梓白皮苦寒清利，入胆胃而泻湿热，湿热消则黄自退。胆胃上逆，浊气熏冲，则生恶心呕哕之证。湿热郁遏，不得汗泄，则生疥痤癣痱之病。其诸主治，清烦热，止呕吐，洗癣疥，除瘙痒。

甘李根白皮 味涩，性寒，入足厥阴肝经。下肝气之奔冲，清风木之郁热。

金匮奔豚汤 甘草二两，半夏四两，生姜四两，生葛五两，黄芩三两，川芎二两，当归二两，芍药二两，甘李根白皮一斤。治奔豚气，上冲胸，腹痛，往来寒热。以阳亡脾败，陷遏乙木，木气郁发，冲于脐腹胸膈，则生疼痛，而兼寒热。缘乙木上冲，胃胆俱逆，少阳郁迫，内与阴争，胜负迭见，故寒热往来。厥阴风木之气，风动血耗，温郁为热。甘草补土缓中，生姜、半夏，降甲戊之上逆，黄芩、生葛，清胆胃之郁热，川芎、芍药，疏木而润风燥，甘李根白皮清肝而下冲气也。

甘李根白皮甘寒敛涩，善下厥阴冲气，故治奔豚。其诸主治，止消渴，除烦逆，断痢疾，收带下。

狼牙 味苦，性寒，入足厥阴肝经。清乙木之郁热，疗女子之阴疮。

金匮狼牙汤 狼牙三两。水四升，煮半升，以绵缠箸如茧，浸汤沥阴，日四。治妇人少阴脉滑而数，阴中生疮，蚀烂者。尺中候肾，尺脉滑数，是木郁于水，而生下热，法当阴里生疮。温热蒸腐，故剥蚀而坏烂。狼牙清郁热而达乙木，止蚀烂而消痛痒也。

狼牙草苦寒清利，专洗一切恶疮。其诸主治，止便血，住下痢，疗疮疡蚀烂，治疥癣瘙痒，女子阴痒，理虫疮发痒，杀寸白诸虫。

猪胆汁 味苦，性寒，入足少阳胆经。清相火而止干呕，润大肠而通结燥。

伤寒白通加猪胆汁汤 葱白四茎，干姜一两，生附子一枚，人尿五合，猪胆汁一合。治少阴病下利，厥逆无脉，干呕心烦者。以水寒土败，君相皆飞，甲木克胃，故生干呕，丁火失根，故觉心烦。猪胆汁清相火而止呕，人尿清君火而除烦也。

通脉四逆加猪胆汁汤 甘草三两，干姜三两，大附子一枚，猪胆汁半合。治霍乱吐下既止，汗出而厥，四肢拘急，脉微欲绝者。以相火逆升，汗孔疏泄。猪胆汁清相火而止汗也。

猪胆汁方 大猪胆一枚，泻汁，和醋少许，灌谷道中。食顷，当大便出。治阳明病，自汗出，小便利，津液内竭，大便硬者。以汗出水利，津亡便硬。证非胃实，不可攻下。猪胆汁合醋，清大肠而润燥也。

猪胆汁苦寒滋润，泻相火而润燥金，胆热肠燥者宜之。

乌梅 味酸，性涩，入足厥阴肝经。下冲气而止呕，敛风木而杀蛔。

伤寒乌梅丸 乌梅三百个，干姜十两，细辛六两，人参六两，桂枝六两，当归四两，川椒四两，附子六两，黄连一斤，黄柏六两。治厥阴病，气上冲心，心中疼热，消渴，食即烦生，而吐蛔者。以水寒土湿，木气郁遏，则生蛔虫。木郁风动，肺津伤耗，则病消渴。木郁为热，冲击心君，则生疼热。脏腑下寒，蛔移膈上，则生烦呕。呕而气逆，冲动蛔虫，则病吐蛔。乌梅、姜、辛，杀蛔止呕而降冲气，人参、桂、归，补中疏木而润风燥，椒、附，暖水而温下寒，连、柏，泻火而清上热也。

乌梅酸涩收敛，泻风木而降冲击，止呕吐而杀蛔虫，善医蛔厥之证。其诸主治，止咳嗽，住泄利，消肿痛，涌痰涎，泻烦满，润燥渴，散乳痈，通喉痹，点黑痣，蚀瘀肉，收便尿下血，止刀箭流血，松霍乱转筋，开痰厥牙闭。

醋浸一宿，去核，米蒸。

枣仁 味甘、酸，入手少阴心、足少阳胆经。宁心胆而除烦，敛神魂而就寐。

金匮酸枣仁汤 酸枣仁二升，甘草一两，茯苓二两，川芎二两，知母二两。治虚劳虚烦不得眠。以土湿胃逆，君相郁升，神魂失藏，故虚烦不得眠睡。甘草、茯苓，培土而泻湿，川芎、知母，疏木而清热，酸枣敛神魂而安浮动也。

枣仁酸收之性，敛摄神魂，善安眠睡。而收令太过，颇滞中气，脾胃不旺，饮食难消者，当与建中燥土，疏木达郁之品并用，不然则土木皆郁，腹胀吞酸之病作矣。其诸主治，收盗汗，止梦惊。生用泄胆热多眠，熟用补胆虚不寐。

山茱萸 味酸，性涩，入足厥阴肝经。温乙木而止疏泄，敛精液而缩小便。

金匮八味丸（方在地黄）用之治男子消渴，小便反多，以其敛精液而止疏泄也。

水主藏，木主泄，消渴之证，木能疏泄而水不蛰藏，精尿俱下，阳根失敛，久而阳根败，则人死矣。山茱萸酸涩敛固，助壬癸蛰藏之冷，收摄精液，以秘阳根，八味中要药也。八味之利水，则桂枝、苓、泽之力，非山茱萸所司也。

去核，酒蒸。

艾叶 味苦、辛，气温，入足厥阴肝经。燥湿除寒，温经止血。

金匮柏叶汤（方在柏叶）用之治吐血不止。胶艾汤（方在阿胶）用之治胞阻漏血，以其温经而止血也。

血生于肝，敛于肺，升于脾，降于胃，行于经络，而统于中气，中气旺则肝脾左升而不下泄，肺胃右降而不上溢，中气虚败，肺胃逆升，则上流于口鼻，肝脾下陷，则下脱于便溺。盖血以阴质而含阳气，其性温暖而孕君火，温则流行而条畅，寒则凝瘀而梗涩，瘀而不行，则为癥瘕，瘀而未结，则经脉莫容，势必外脱，肺胃之阳虚，则逆流而不降，肝脾之阳虚，则陷泄而不升。

肺胃之逆，非无上热，肝脾之陷，非无下热，而究其根原，全缘于中下之湿寒。

艾叶和煦通畅，逐湿除寒，暖补血海，而调经络，瘀涩既开，循环如旧，是以善于止血，而治疮疡。其诸主治，止吐衄便尿、胎产崩带、淋沥痔漏、刀箭跌损诸血，治发背、痈疽、疔毒、痔疮、臁疮、风癞、疥癣诸疮，除咽喉、牙齿、眼目、心腹诸痛，灭奸黯，落赘疣，调胎孕，扫虫䘌。

灶中黄土 味辛，入足太阴脾、足厥阴肝经。燥湿达木，补中摄血。

金匮黄土汤 灶中黄土半斤，甘草二两，白术三两，黄芩三两，阿胶三两，地黄三两，附子三两。治先便后血。以水寒土湿，乙木郁陷而生风，疏泄不藏，以致便血。其下在大便之后者，是缘中脘之失统，其来远也 。黄土、术、甘，补中燥湿而止血，胶、地、黄芩，滋木清风而泻热，附子暖水驱寒而生肝木也。

下血之证，固缘风木之陷泄，而木陷之根，全因脾胃之湿寒。后世医书，以为肠风，风则有之，而过不在肠，至于脾胃湿寒之故，则绝无知者。愈用清风润燥之剂，而寒湿愈增，则注泄愈甚，以至水泛火熄，土败人亡，而终不悟焉，此其所以为庸工也。

灶中黄土，以湿土而得火化，最能燥湿而敛血，合术、甘以燥土，附子以暖水，胶、地以清风，黄芩以泻热，下血之法备矣。盖水寒则土湿，土湿则木郁，木郁则风生，风生则血泄，水暖而土燥，土燥而木达，木达而风静，风静而血藏，此必然之理也。

足太阴以湿土主令，辛金从令化气而为湿，手阳明以燥金主令，戊土从令化气而为燥，失血之证，阳明之燥衰，太阴之湿旺也。

柏叶燥手太阴足阳明之湿，故止吐血，燥则气降而血敛，黄土燥手阳明足太阴之湿，故止下血，燥则气升而血收也。其诸主治，止吐衄、崩带、便尿诸血，敷发背、痈疽、棍杖诸疮。

新绛 味平，入足厥阴肝经。行经脉而通瘀涩，敛血海而止崩漏。

金匮旋覆花汤（方在旋覆花）

用之治妇女半产漏下，以其敛血而止漏泄也。

新绛利水渗湿，湿去则木达而血升，故能止崩漏。其诸主治，止崩漏、吐衄、泄利诸血，诸血证皆缘土湿，以中气湿郁，故上溢而下泄也。除男子消渴消渴，厥阴风木之病，亦缘太阴土湿。通产后淋沥。

止血，烧灰存性，研用。消渴、淋沥，煮汤，温服。

马通 味辛，性温，入足厥阴肝经。最能敛气，长于止血。

金匮柏叶汤（方在柏叶）用之治吐血不止，以其敛气而收血也。

白马通性善摄血，其诸主治，专止吐衄崩漏诸血。

王不留行 味苦，入足厥阴肝经。疗金疮而止血，通经脉而行瘀。

金匮王不留行散 王不留行十分，蒴藋细叶十分，桑东南根白皮十分，甘草十八分，厚朴二分，川椒三分，干姜二分，黄芩二分，芍药二分。治病金疮。以金疮失血，温气外亡，乙木枯槁，风燥必动。甘草培其中气，厚朴降其浊阴，椒、姜，补温气而暖血，芩、芍，清乙木而息风，蒴藋化凝而行瘀，桑根、王不留行，通经而止血也。

王不留行通利经脉，善治金疮而止血。其诸主治，止鼻血，下乳汁，利小便，出诸刺，消发背痈疽。

八月八日采苗，阴干百日用。

桂枝 味甘、辛，气香，性温，入足厥阴肝、足太阳膀胱经。入肝家而行血分，走经络而达营郁，善解风邪，最调木气，升清阳脱陷，降浊阴冲逆，舒筋脉之急挛，利关节之壅阻，入肝胆而散遏抑，极止痛楚，通经络而开痹涩，甚去湿寒，能止奔豚，更安惊悸。

伤寒桂枝汤 桂枝三两，芍药三两，甘草二两，大枣十二枚，生姜三两。治太阳中风，头痛发热，汗出恶风。以营性发扬，卫性敛闭，风伤卫气，泄其皮毛，是以汗出。风愈泄而卫愈敛，郁遏营血，不得外达，是以发热。甘草、大枣，补脾精以滋肝血，生姜调脏腑而宣经络，芍药清营中之热，桂枝达营气之郁也 。

桂枝人参汤 桂枝四两，人参、白术、炙甘草、干姜各三两。治太阳伤寒，表证未解，而数下之，利下不止，心下痞硬。以误下伤其中气，己土陷下而为泄，戊土逆上而为痞，而表证犹存。人参汤理中气之纷乱，桂枝解表邪之怫郁也。

桂枝甘草汤 桂枝四两，甘草二两。治太阳伤寒，发汗过多，叉手自冒其心，心下悸动，欲得手按者。以阳亡土败，木气郁勃，欲得手按，以定撼摇。甘草、桂枝，培土以达木也。

桂枝加桂汤 桂枝五两，芍药三两，甘草二两，大枣十二枚，生姜三两。治太阳伤寒，烧针发汗，针处被寒，核起而赤，必发奔豚，气从小腹上冲心胸者。以汗后阳虚脾陷，木气不达，一被外寒，闭其针孔，木气郁动，必发奔豚。若气从小腹上冲心胸，便是奔豚发矣。先灸其针孔，以散其外寒，乃以桂枝加桂，疏乙木而降奔冲也。

凡气冲心悸之证，皆缘水旺土虚，风木郁动之故。苓桂术甘汤（方在茯苓）治太阳伤寒，吐下之后，心下逆满，气上冲胸，又发汗动经，身为振振摇者。金匮桂苓五味甘草汤，桂枝四两，茯苓四两，五味半升，甘草三两。治痰饮咳逆，服小青龙汤后（方在麻黄）饮去咳止，气从少腹上冲胸咽者。与桂苓五味甘草，治其冲气。防己黄芪汤（方在防已）治风湿脉浮身重，气上冲者，加桂枝三分。伤寒，太阳病下后，其气上冲者，与桂枝加桂汤。茯苓桂枝甘草大枣汤（方在茯苓）治太阳伤寒汗后，脐下悸动，欲作奔豚者。伤寒理中丸（方在人参）治霍乱吐利，若脐上筑者，肾气动也，去术，加桂四两。伤寒四逆散（方在甘草）治少阴病四逆，悸者，加桂五分。以足之三阴，自足走胸，乙木生于癸水而长于己土，水寒土湿，脾气郁陷，乙木抑遏，经气不畅，是以动摇。其始心下振悸，枝叶之不宁也，及其根本摇撼，脐下悸作，则木气奔突，势如惊豚，直冲于胸膈咽喉之间。桂枝疏肝脾之郁抑，使其经气畅达，则悸安而冲退矣。

乌梅丸（方在乌梅） 治厥阴病，气上冲心，心中疼热，食则吐蛔。以木郁则虫化，木气勃升，故冲击而作痛。桂枝疏木达郁，下冲气而止心痛也。

金匮桂姜枳实汤 桂枝三两，生姜三两，枳实五两。治心中悬疼，气逆痞塞。以胆胃不降，心下痞塞，碍乙木上行之路，冲击而生疼痛。枳、姜，降浊而泻痞，桂枝通经而达木也。

外台柴胡桂枝汤 柴胡四两，黄芩二两半，半夏二合半，甘草一两，芍药两半，大枣六枚，生姜、桂枝各一两半，人参一两半。治心腹卒痛。以甲木郁则上克戊土，而为心疼，乙木郁则下克己土，而为腹疼。小柴胡补土而疏甲木，芍药、桂枝，清风而疏乙木也。此本太阳少阳合病之方。少阳伤寒，肢节烦疼，微呕，心下支结，是少阳之经证也，而外见发热恶寒，是太阳之经证也，故以柴胡而加桂枝，双解太少之经。然心腹疼痛之理，亦不外是也。

金匮桂甘姜枣麻附细辛汤 桂枝三两，甘草二两，生姜三两，大枣十二枚，麻黄二两，附子一枚，细辛三两。治气分，心下坚，大如盘，边如旋杯。气分，清阳之位，而浊气痞塞，心下坚，大如盘，边如旋杯，此下焦阴邪逆填于阳位也。阴邪上逆，原于水旺而土虚。甘、枣，补其土虚，附子温其水寒，姜、桂、细辛，降其浊阴，麻黄泻其滞气也。

桂枝茯苓丸 桂枝、芍药、丹皮、桃仁、茯苓等分。治妊娠，宿有癥病，胎动漏血。以土虚湿旺，中气不健，胎妊渐长，与癥病相碍，中焦胀满，脾无旋运之路，陷遏乙木，郁而生风，疏泄失藏，以致血漏。木气郁冲，以致胎摇。茯苓泻湿，丹皮、桃仁，破癥而消瘀，芍药、桂枝，清风而疏木也。

桂枝芍药知母汤 桂枝、白术、知母、防风各四两，芍药三两，生姜五两，麻黄、甘草、附子各二两。治肢节疼痛，脚肿，身羸，头眩，欲吐。以四肢禀气于脾胃，中脘阳虚，四肢失养，湿伤关节，而生肿痛。浊阴阻格，阳不下济，郁升而生眩晕，逆行而作呕吐。术、甘，培土以障阴邪，附子温下而驱湿寒，知母清上而宁神气，桂、芍、姜、麻，通经而开痹塞也。

八味肾气丸（方在地黄） 治妇人转胞，不得小便。男子虚劳腰痛，少腹拘急，小便不利。男子消渴，小便反多。以木主疏泄，职司水道，水寒土湿，木气抑郁，疏泄不遂，而愈欲疏泄，泄而弗畅，则小便不利，泄而失约，则小便反多，桂枝疏木以行疏泄也。其短气有微饮者，宜从小便去之，苓桂术甘汤主之，肾气丸亦主之，桂枝善行小便，是以并泻水饮也。

桂枝附子汤（方在附子） 治风湿相抟，骨节疼痛，小便不利，大便坚，小便利者，去桂，加术，便利而去桂者，木达而疏泄之令行也。

桂枝辛温发散，入肝脾而行营血。风伤卫气，卫闭而遏营血，桂枝通达经络，泻营郁而发皮毛，故善表风邪。

肝应春，而主生，而人之生气充足者，十不得一，即其有之，亦壮盛而不病，病者，皆生气之不足者也。盖木生于水而长于土，水温土燥，阳气升达，而后生气畅茂，水寒土湿，生气失政，于是滞塞而克己土，以其生意不遂，故抑郁而作贼也。肝病则燥涩堙瘀，经脉亦病。木中孕火，其气本温，温气存则郁遏而生风热，温气少则风热不作，纯是湿寒。其湿寒者，生气之衰，其风热者，亦非生气之旺。此肝病之大凡也。

桂枝温散发舒，性与肝合，得之脏气条达，经血流畅，是以善达脾郁。经脏荣舒，而条风扇布，土气松和，土木双调矣。土治于中，则枢轴旋转，而木气荣和，是以既能降逆，亦可升陷，善安惊悸，又止奔豚。至于调经开闭，疏木止痛，通关逐痹，活络舒筋，噎塞痞痛之类，遗浊淋涩之伦，泄秽、吞酸、便血之属，胎坠、脱肛，崩中带下之条，皆其所优为之能事也。大抵杂证百出，非缘肺胃之逆，则因肝脾之陷，桂枝既宜于逆，又宜于陷，左之右之，无不宜之，良功莫悉，殊效难详。凡润肝养血之药，一得桂枝，化阴滞而为阳和，滋培生气，畅遂荣华，非群药所能及也。

去皮用。

羊肉 味苦，《素问》：羊肉、杏、薤皆苦。气膻，入足太阴脾、足厥阴肝经。温肝脾而扶阳，止疼痛而缓急。

金匮当归生姜羊肉汤（方在当归）用之治寒疝腹痛者，以水寒木枯，温气颓败，阴邪凝结，则为瘕疝，枯木郁冲，则为腹痛，羊肉暖补肝脾之温气，以消凝郁也。治胁痛里急者，以厥阴之经，自少腹而走两胁，肝脾阳虚，乙木不达，郁迫而生痛急，羊肉温补肝脾之阳气，以缓迫切也。治产后腹中疼痛者，产后血亡，温气脱泄，乙木枯槁，郁克己土，故腹中疼痛，羊肉补厥阴之温气，以达枯木也。治虚劳不足者，以虚劳不足，无不由脾肝之阳虚，羊肉补肝脾之阳气，以助生机也。

羊肉淳浓温厚，暖肝脾而助生长，缓迫急而止疼痛，大补温气之剂也。其诸主治，止带下，断崩中，疗反胃，治肠滑，暖脾胃，起劳伤，消脚气，生乳汁，补产后诸虚。

黄酒 味苦、辛，性温，入足厥阴肝、足少阳胆经。行经络而通痹塞，温血脉而散凝瘀，善解凝郁，最益肝胆。

金匮鳖甲煎丸（方在鳖甲）治久疟结为癥瘕。红蓝花酒（方在红蓝花）治妇人诸风，腹中血气刺痛，并用之，以其通经而行血也。伤寒炙甘草汤（方在甘草）、当归四逆加吴茱萸生姜汤（方在茱萸）、金匮肾气丸（方在地黄）、赤丸（方在乌头）、薯蓣丸（方在薯蓣）、大黄䗪虫丸（方在大黄）、小建中汤（方在胶饴）、当归芍药散（方在当归）、白术散（方在白术）、下瘀血汤（方在大黄）、土瓜根散（方在土瓜根），诸方皆用之，取其温行药力，引达经络也。

黄酒辛温升发，温血脉而消寒涩，阳虚火败，营卫冷滞者宜之。尤宜女子，故胎产诸方，多用黄酒。

苦酒 味酸、苦，性涩，入足厥阴肝经。理咽喉而消肿痛，泻风木而破凝郁。

伤寒苦酒汤 鸡子一枚，去黄，半夏十四枚，苦酒浸。内鸡子壳中，火上三沸，去滓，少少含咽之。不差，更作。治少阴病，咽中生疮，声不出者。以少阴之经，癸水与丁火同宫，彼此交济，病则水下流而生寒，火上炎而生热。手少阴之经挟咽，是以生疮。金被火刑，故声不出。苦酒破瘀而消肿，半夏降逆而驱浊，鸡子白清肺而发声也。

猪胆汁方（方在猪胆）用之治津亡便硬，以其敛津液而润燥也。乌梅丸（方在乌梅）用之治消渴吐蛔，以其敛风木而泻肝也。金匮耆芍桂酒汤（方在黄芪）用之治黄汗身肿，以其行营瘀而泻热也。

苦酒酸苦收涩，善泻乙木而敛风燥，破瘀结而消肿痛。其诸主治，破瘀血，化癥瘕，除痰涎，消痈肿，止心痛，平口疮，敷舌肿，涂鼻衄。

川芎 味辛，微温，入足厥阴肝经。行经脉之闭涩，达风木之抑郁，止痛切而断泄利，散滞气而破瘀血。

金匮白术散（方在白术）用之养妊娠胎气，心中痛者，倍加川芎。当归芍药散（方在当归）用之治妊娠腹中疼痛。胶艾汤（方在阿胶）用之治妊娠胞阻，漏血腹痛。奔豚汤（方在李根白皮）用之治奔豚，气冲腹痛，以风木郁冲，则气阻而痛作，川芎疏木而达郁，散滞气而止疼痛也。

温经汤（方在茱萸）用之治妇人带下，瘀血在腹，腹满里急，下利不止，以其风木郁陷，则血瘀而利生，川芎疏木达郁，破瘀血而止泄利也。

酸枣仁汤（方在酸枣）用之治虚劳虚烦不眠。薯蓣丸（方在薯蓣）用之治虚劳，风气百疾。当归散（方在当归）用之治妇人妊娠诸病，皆以其疏木而达郁也。

川芎辛烈升发，善达肝郁，行结滞而破瘀涩，止疼痛而收疏泄，肝气郁陷者宜之。其诸主治，痈疽发背、瘰疬瘿瘤、痔漏疥疖诸疮皆医，口鼻、牙齿、便溺诸血皆止。

牡丹皮 味苦、辛，微寒，入足厥阴肝经。达木郁而清风，行瘀血而泻热，排痈疽之脓血，化脏腑之癥瘕。

金匮肾气丸（方在地黄）用之治消渴，小便反多。以肝木藏血而性疏泄，木郁血凝，不能疏泄水道，风生而燥盛，故上为消渴而下为淋涩。及其积郁怒发，一泄而不藏，则膀胱失约而小便不禁。丹皮行血清风，调通塞之宜也。

鳖甲煎丸（方在鳖甲）用之治久疟而为癥瘕。桂枝茯苓丸（方在桂枝）用之治妊娠宿有癥病。温经汤（方在茱萸）用之治带下，瘀血在腹。大黄牡丹皮汤（方在大黄）用之治肠痈脓成，其脉洪数，以其消癥瘀而排脓血也。

牡丹皮辛凉疏利，善化凝血而破宿癥，泻郁热而清风燥。缘血统于肝，肝木遏陷，血脉不行，以致瘀涩，而生风热，血行瘀散，则木达风清，肝热自退也。其诸主治，通经脉，下胞胎，清血热，凉骨蒸，止吐衄，断淋沥，安扑损，续折伤，除癞风，消偏坠。

桃仁 味甘、苦、辛，入足厥阴肝经。通经而行瘀涩，破血而化癥瘕。

伤寒桃核承气汤 桃仁五十枚，甘草、桂枝、芒硝各一两，大黄四两。治太阳伤寒，热结膀胱，其人如狂，外证已解，但小腹急结者。太阳为膀胱之经，膀胱为太阳之腑，太阳表证不解，经热内传，结于膀胱之腑，血室瘀蒸，其人如狂，是宜攻下。若外证未解，不可遽下，俟其表热汗散，但只小腹急结者，乃用下法。甘草补其中气，桂枝、桃仁，行经脉而破凝瘀，芒硝、大黄，泻郁热而下积血也。

抵当汤（方在大黄）用之治血结膀胱，少腹硬满。金匮鳖甲煎丸（方在鳖甲）用之治久疟不愈，结为癥瘕。大黄䗪虫丸（方在大黄）用之治虚劳腹满，内有干血。桂枝茯苓丸（方在桂枝）用之治宿有癥病，胎动下血。下瘀血汤（方在大黄）用之治产妇腹痛，中有瘀血。大黄牡丹皮汤（方在大黄）用之治肠痈脓成，其脉洪数，以其破癥瘀而行脓血也。

桃仁辛苦滑利，通经行血，善润结燥而破癥瘀。其诸主治，止咳逆，平喘息，断崩漏，杀虫䘌，疗心痛，医腹痛，通经闭，润便燥，消心下坚积，止阴中肿痒，缩小儿癞疝，扫男子牙血。

泡，去皮尖。

土瓜根 味苦，微寒，入足厥阴肝经。调经脉而破瘀涩，润肠燥而清阴癞。

金匮土瓜根散 土瓜根、䗪虫、桂枝、芍药等分。为散，酒服方寸匕，日进三服。治女子经水不利，一月再见，少腹满痛者。以肝主藏血而性疏泄，木郁不能疏泄，血脉凝涩，故经水不利。木郁风动，而愈欲疏泄，故一月再见。风木遏陷，郁塞冲突，故少腹满痛。从此郁盛而不泄，则病经闭，泄多而失藏，则病血崩。桂枝、芍药，疏木而清风，土瓜根、䗪虫，破瘀而行血也。又治阴门癞肿者，以其行血而达木也。肝气郁陷，则病癞肿。又，导大便结硬者，以其泻热而润燥也。阳明伤寒，自汗出，小便利，津液内竭，而便硬者，当须自欲大便，蜜煎导而通之，土瓜根、猪胆汁，皆可为导。《肘后方》：土瓜根汁，入少水，内筒，吹入肛门内，取通。

土瓜根苦寒滑利，善行经脉，破瘀行血，化癖消癥。其诸主治，通经闭，下乳汁，消瘰疬，散痈肿，排脓血，利小便，滑大肠，疗黄疸，坠胎孕。

蒴藋 味酸，微凉，入足厥阴肝经。行血通经，消瘀化凝。

金匮王不留行散（方在王不留行）用之治病金疮，以其行血而消瘀也。

蒴藋辛凉清利，善行凝瘀，而通血脉。其诸主治，疗水肿，逐湿痹，下癥块，破瘀血，洗隐疹风瘙，敷脚膝肿痛。

七月七日采细叶，阴干百日用。

干漆 味辛，入足厥阴肝经。专通经脉，善破瘕癥。

金匮大黄䗪虫丸（方在大黄）用之治虚劳腹满，内有干血，以其化坚癥而破干血也。

干漆辛烈之性，善破瘀血，其力甚捷。而尤杀诸虫，肝气遏抑，血瘀虫化者宜之。

炒枯存性，研细。

红蓝花 味辛，入足厥阴肝经。专行血瘀，最止腹痛。

金匮红蓝花酒 红蓝花一两，酒一升。煎减半，分服。治妇人诸风，腹中血气刺痛。肝主藏血，木郁风动，肝血枯燥，郁克己土，则生疼痛。红蓝花行血而破瘀，黄酒温经而散滞也。

红蓝花活血行瘀，润燥止痛，最能疏木而清风。其诸主治，通经脉，消胕肿，下胎衣，开喉闭，苏血晕，吹聤耳。

败酱 味苦，微寒，入足厥阴肝经。善破瘀血，最排痈脓。

金匮薏苡附子败酱散（方在薏苡）用之治肠痈脉数，以其排积脓而行瘀血也。

败酱苦寒通利，善破瘀血而消痈肿，排脓秽而化癥瘕。其诸主治，止心痛，疗腹疼，住吐衄，破癥瘕，催生产，落胎孕，收带下，平疥癣，除翳膜，去胬肉。败酱即苦菜也。

鳖甲 味咸，气腥，入足厥阴肝、足少阳胆经。破癥瘕而消凝瘀，调痈疽而排脓血。

金匮鳖甲煎丸 鳖甲十二分，柴胡六分，黄芩三分，人参一分，半夏一分，桂枝三分，芍药五分，阿胶三分，干姜三分，大黄三分，厚朴三分，葶苈一分，石韦三分，瞿麦二分，赤硝十二分，桃仁二分，丹皮五分，乌扇三分，紫葳三分，蜣螂六分，鼠妇三分，蜂窠四分，䗪虫五分。为末，煅灶下灰一斗，清酒一斛五斗，浸灰，候酒尽一半，入鳖甲，煎化，取汁，入诸药中，煎为丸，梧桐子大，空心服七丸，日进三服。治病疟一月不差，结为癥瘕。以寒湿之邪，客于厥阴少阳之界，阴阳交争，寒热循环，本是小柴胡加桂姜证，久而不解，经气痞塞，结于胁下，而为癥瘕，名曰疟母。此疟邪埋根，不可不急治之也。鳖甲行厥阴而消癥瘕，半夏降阳明而松痞结，柴胡、黄芩，清泻少阳之表热，人参、干姜，温补太阴之里寒，此小柴胡之法也，桂枝、胶、芍，疏肝而润风燥，此桂枝之法也，大黄、厚朴，泻胃而清郁烦，此承气之法也，葶苈、石韦、瞿麦、赤硝，利水而泄湿，丹皮、桃仁、乌扇、紫葳、蜣螂、鼠妇、蜂窠、䗪虫，破瘀而消癥也。

升麻鳖甲汤（方在升麻）用之治阳毒、阴毒，以其排脓秽而行血瘀也。

鳖甲化瘀凝，消癥瘕而排脓血。其诸主治，下奔豚，平肠痈，疗沙淋，治经漏，调腰痛，敷唇裂，收口疮不敛，消阴头肿痛。

醋炙焦，研细用。

紫葳 味酸，微寒，入足厥阴肝经。专行瘀血，善消癥块。

金匮鳖甲煎丸（方在鳖甲）用之治病疟日久，结为癥瘕，以其行瘀而化癖也。

紫葳酸寒通利，破瘀消癥。其诸主治，通经脉，止淋沥，除崩中，收带下，平酒齄，灭风刺，治癞风，疗阴疮。紫葳即凌霄花。

䗪虫 味咸，微寒，入足厥阴肝经。善化瘀血，最补损伤。

金匮鳖甲煎丸（方在鳖甲）用之治病疟日久，结为癥瘕。大黄䗪虫丸（方在大黄）用之治虚劳腹满，内有干血。下瘀血汤（方在大黄）用之治产后腹痛，内有瘀血。土瓜根散（方在土瓜根）用之治经水不利，少腹满痛，以其消癥而破瘀也。

䗪虫咸寒疏利，专破癥瘀，兼补伤损。其诸主治，疗折伤，续筋骨。

炒枯存性，研细用。

蜣螂 味咸，微寒，入足厥阴肝经。善破癥瘕，能开燥结。

金匮鳖甲煎丸（方在鳖甲）用之治病疟日久，结为癥瘕，以其破癥而开结也。

炒枯存性，研细用。

鼠妇 味酸，微寒，入足厥阴肝经。善通经脉，能化癥瘕。

金匮鳖甲煎丸（方在鳖甲）用之治病疟日久，结为癥瘕，以其破血而消坚也。

炒枯存性，研细用。鼠妇，湿生虫，在砖石下，形如蠹鱼。

蜂窠 味咸，入足厥阴肝经。能化结硬，善破坚积。

金匮鳖甲煎丸（方在鳖甲）用之治病疟日久，结为癥瘕，以其消结而破坚也。

炒枯存性，研细用。

虻虫 味甘，微寒，入足厥阴肝经。善破瘀血，能化宿癥。

金匮抵当汤（方在大黄）用之治血结膀胱，少腹硬满。大黄䗪虫丸（方在大黄）用之治虚劳腹满，内有干血，以其破瘀而消癥也。

虻虫苦寒，专破浮结之血，最堕胎孕。

炒枯，去翅足，研细用。

水蛭 味咸、苦，微寒，入足厥阴肝经。善破积血，能化坚癥。

金匮抵当汤（方在大黄）用之治血结膀胱，少腹硬满。大黄䗪虫丸（方在大黄）用之治虚劳腹满，内有干血，以其破坚而化积也。

水蛭咸寒，善下沉积之血，最堕胎孕。

炒枯存性，研细用。

蛴螬 味咸，微寒，入足厥阴肝经。能化瘀血，最消癥块。

金匮大黄䗪虫丸（方在大黄）用之治虚劳腹满，内有干血，以其破瘀而化积也。

炒枯存性，研细用。

蜘蛛 味苦，微寒，入足厥阴肝经。能消偏坠，善治狐疝。

金匮蜘蛛散 蜘蛛十四枚，桂枝半两。为散，取八分匙，饮和，日再服。治狐疝，偏坠有大小，时时上下。以水寒木陷，气郁为肿，出入无常，状如妖狐。蜘蛛破瘀而消肿，桂枝疏木而升陷也。

炒枯存性，研细用。

雄黄 味苦，入足厥阴肝经。燥湿行瘀，医疮杀虫。

金匮雄黄散 雄黄，为末，筒瓦二枚合之，烧熏肛门。治狐惑蚀于肛者。以土湿木陷，郁而生热，化生虫䘌，蚀于肛门。雄黄杀虫而医疮也。

升麻鳖甲汤（方在升麻）用之治阳毒、阴毒，以其消毒而散瘀也。

雄黄燥湿杀虫，善治诸疮。其诸主治，消肿痛，治疮疡，化瘀血，破癥块，止泄痢，续折伤，避邪魔，驱虫蛇。

铅丹 味辛，入足少阳胆、足厥阴肝经。降摄神魂，镇安惊悸。

伤寒柴胡加龙骨牡蛎汤（方在龙骨）用之治少阳伤寒，胸满烦惊，以其降逆而敛魂也。

铅丹沉重降敛，宁神魂而安惊悸。其诸主治，疗疮疡，去翳膜。

铅粉 味辛，入足厥阴肝经。善止泄利，能杀蛔虫。

伤寒猪肤汤（方在猪肤）用之治少阴病，下利咽痛，以其止利而医疮也。甘草粉蜜汤（方在甘草）用之治蛔虫，吐涎心痛，以其燥湿而杀虫也。

铅粉燥涩之性，能杀虫䘌而止滑溏。其诸主治，止诸血，疗诸疮，续折伤，染须髮。

长沙药解·卷三

黄芪 味甘，气平，入足阳明胃、手太阴肺经。入肺胃而补气，走经络而益营，医黄汗血痹之证，疗皮水风湿之疾，历节肿痛最效，虚劳里急更良，善达皮腠，专通肌表。

金匮黄芪芍药桂酒汤 黄芪五两，芍药三两，桂枝三两，苦酒一升。治黄汗身肿，发热汗出而渴，汗沾衣，色黄如柏汁，脉自沉者。以汗出入水，水从窍入，淫泆于经络之间，阻其卫气，壅而为肿。卫气不行，遏其营血，郁而为热。脾为己土，肌肉司焉，水气浸淫，肌肉滋湿，营行经络之中，遏于湿土之内，郁热熏蒸，化而为黄。营秉肝气，而肝司五色，入脾为黄，营热蒸发，卫不能闭，则开其皮毛，泄为黄汗，缘营血闭遏，而木郁风动，行其疏泄之令也。风热消烁，津液耗伤，是以发渴。木气遏陷，不得升达，是以脉沉。黄芪走皮毛而行卫郁，桂枝走经络而达营郁，芍药、苦酒，泻营热而清风木也。

桂枝加黄芪汤 桂枝三两，芍药三两，甘草二两，大枣十二枚，生姜三两，黄芪二两。治黄汗，两胫自冷，腰髋弛痛，如有物在皮中，身疼重，烦躁，腰以上汗出，小便不利。以水在经络，下注关节，外阻卫阳而内遏营阴，营遏木陷，温气沦郁，内热不宣，故两胫自冷。风木郁勃，经络鼓荡，故腰髋弛痛，如有物在皮中。湿淫外束，故疼重烦躁。木陷而郁于湿土，故小便不利。风升而开其孔窍，故腰以上汗出。水谷未消，中气满胀，营愈郁而热愈发，故食已则汗。暮而卫气入阴，为营气所阻，不得内敛，故外泄皮毛，而为盗汗。营热郁隆，不为汗减，热蒸血败，不能外华皮腠，久而肌肤枯涩，必至甲错。血肉腐溃，必生恶疮。甘、枣、生姜，补宣中气，芍药泻营热而清风木，桂枝达营气之郁，黄芪行卫气之郁，助以热粥，而发微汗，经热自随汗泄也。

黄芪桂枝五物汤 黄芪三两，桂枝三两，芍药三两，生姜六两，大枣十二枚。治血痹，身体不仁，状如风痹，脉尺寸关上俱微，尺中小紧。以疲劳汗出，气蒸血沸之时，安卧而被微风，皮毛束闭，营血凝涩，卫气郁遏，渐生麻痹。营卫阻梗，不能煦濡肌肉，久而枯槁无知，遂以不仁。营卫不行，经络无气，故尺寸关上俱微。营遏木陷，郁动水内，而不能上达，故尺中小紧。大枣、芍药，滋营血而清风木，姜、桂、黄芪，宣营卫而行瘀涩，倍生姜者，通经而开痹也。

肝脾左旋，癸水温升而化血，肺胃右转，丁火清降而化气。血司于肝，其在经络则曰营，气司于肺，其在经络则曰卫。营行脉中，为卫之根，卫行脉外，为营之叶。营卫周行，一日五十度，阴阳相贯，如环无端。其流溢之气，内溉脏腑，外濡腠理。营卫者，气血之精华者也。二十二难：脉有是动，有所生病，是动者，气也，所生病者，血也。气主煦之，血主濡之，气留而不行者，气先病也，血滞而不濡者，血后病也。血阴而气阳，阴静而阳动，阴则内守，阳则外散，静则不辟，动则不阖，而卫反降敛，以其清凉而含阴魄，营反温升，以其温暖而抱阳魂也。卫本动也，有阴以阖之，则动者化而为降敛，营本静也，有阳以辟之，则静者变而为升发。然则血之温暖，气煦之也，营之流行，卫运之也，是以气有所动，则血病生焉。气冷而后血寒，卫梗而后营瘀，欲调血病，必益血中之温气，欲调营病，必理营外之卫阳。卫气者，逆则不敛，陷则不发，郁则不运，阻则不通，是营血受病之原也。黄芪清虚和畅，专走经络，而益卫气。逆者敛之，陷者发之，郁者运之，阻者通之，是燮理卫气之要药，亦即调和营血之上品。辅以姜、桂、芍药之类，奏功甚捷，余药不及也。

五行之气，凉则收而寒则藏，气之清凉而收敛者，秉金气也。黄芪入肺胃而益卫气，佐以辛温则能发，辅以酸凉则善敛，故能发表而出汗，亦能敛表而止汗。小儿痘病，卫为营闭，不得外泄。卫旺则发，卫衰则陷，陷而不发者，最宜参芪，助卫阳以发之。凡一切疮疡，总忌内陷，悉宜黄芪。

蜜炙用。生用微凉，清表敛汗宜之。

薯蓣 味甘，气平，入足阳明胃、手太阴肺经。养戊土而行降摄，补辛金而司收敛，善息风燥，专止疏泄。

金匮薯蓣丸 薯蓣三十分，麦冬六分，桔梗五分，杏仁六分，当归十分，阿胶七分，干地黄十分，芍药六分，川芎六分，桂枝十分，大枣百枚为膏，人参七分，茯苓五分，白术六分，甘草二十分，神曲十分，干姜三分，柴胡五分，白蔹二分，豆黄卷十分，防风六分。蜜丸，弹子大，空腹酒服一丸。治虚劳诸不足，风气百疾。以虚劳之病，率在厥阴风木一经，厥阴风木，泄而不敛，百病皆生。肺主降敛，薯蓣敛肺而保精，麦冬清金而宁神，桔梗、杏仁，破壅而降逆，此所以助辛金之收敛也，肝主升发，归、胶，滋肝而养血，地、芍，润木而清风，川芎、桂枝，疏郁而升陷，此所以辅乙木之升发也，升降金木，职在中气，大枣补己土之精，人参补戊土之气，苓、术、甘草，培土而泻湿，神曲、干姜，消滞而驱寒，此所以理中而运升降之枢也，贼伤中气，是惟木邪，柴胡、白蔹，泻火而疏甲木，黄卷、防风，燥湿而达乙木，木静而风息，则虚劳百病瘳矣。

阴阳之要，阳密乃固，阴平阳秘，精神乃治，阴阳离决，精气乃绝。《素问》语。四时之气，木火司乎生长，金水司乎收藏，人于秋冬之时，而行收藏之政，宝涩精神，以秘阳根，是谓圣人。下此于蛰藏之期，偏多损失，坎阳不密，木郁风生，木火行疏泄之令，金水无封闭之权，于是惊悸、吐衄、崩带、淋遗之病，种种皆起。是以虚劳之证非一，无不成于乙木之不谧，始于辛金之失敛，究之总缘于土败。盖坎中之阳，诸阳之根，坎阳走泄，久而癸水寒增，己土湿旺，脾不能升而胃不能降，此木陷金逆所由来也。法当温燥中脘，左达乙木而右敛辛金。薯蓣之性，善入肺胃而敛精神，辅以调养土木之品，实虚劳百病之良药也。

五味子 味酸、微苦、咸，气涩，入手太阴肺经。敛辛金而止咳，收庚金而住泄，善收脱陷，最下冲逆。

伤寒小青龙汤（方在麻黄）治太阳伤寒，心下有水气，干呕，发热而咳，用五味、干姜、细辛，敛肺降逆，以止咳嗽。

小柴胡汤（方在柴胡）治少阳伤寒。若咳者，去人参、大枣、生姜，加五味、干姜。真武汤（方在茯苓）治少阴病，内有水气，腹痛下利。若咳者，加五味半升，细辛、干姜各一两。四逆散（方在甘草）治少阴病四逆。咳者，加五味、干姜各五分，并主下利。金匮厚朴麻黄汤（方在厚朴）射干麻黄汤（方在射干）并用之，以治咳嗽。小青龙汤，治痰饮咳逆，饮去咳止，气从少腹上冲胸咽者，以桂苓五味甘草汤治其气冲，咳嗽冲逆者，辛金之不敛也，泄利滑溏者，庚金之不敛也。五味酸收涩固，善敛金气，降辛金之上冲而止咳逆，升庚金之下脱而止滑泄，一物而三善备焉。金收则水藏，水藏则阳秘，阳秘则上清而下温，精固而神宁，是亦虚劳之要药也。

诃黎勒 味酸、微苦，气涩，入手阳明大肠、手太阴肺经。收庚金而住泄，敛辛金而止咳，破壅满而下冲逆，疏郁塞而收脱陷。

金匮诃黎勒散 诃黎勒十枚。为散，粥饮和，顿服。治气利，以肝脾郁陷，二气凝塞，木郁风动，疏泄失藏，而为下利。利则气阻而痛涩，是为气利。诃黎勒行结滞而收滑脱也。

肠陷而为利者，清气滞塞而不收也，肺逆而为咳者，浊气壅塞而不敛也。诃黎勒苦善泻而酸善收，苦以破其壅滞，使上无所格而下无所碍，酸以益其收敛，使逆者自降而陷者自升，是以咳利俱止也。其治胸满心痛，气喘痰阻者，皆破壅降逆之力，其治崩中带下，便血堕胎者，皆疏郁升陷之功也。

白前 味甘、辛，入手太阴肺经。降冲逆而止嗽，破壅塞而清痰。

金匮泽漆汤（方在泽漆）用之治脉沉之咳，是缘水气之里冲，非由风邪之外闭，泽漆治其水气，白前降冲逆而驱痰饮也。

白前善降胸胁逆气，心肺凝痰，嗽喘冲阻，呼吸壅塞之证，得之清道立通，浊瘀悉下。宜于补中之剂并用乃效。

细辛 味辛，温，入手太阴肺、足少阴肾经。降冲逆而止咳，驱寒湿而荡浊，最清气道，兼通水源。

伤寒小青龙汤（方在麻黄）治太阳伤寒，心下有水气，干呕，发热而咳，用细辛、干姜、五味，降逆敛肺，以止咳嗽。《金匮》以治痰饮，咳逆倚息，饮去咳止，气从少腹上冲胸咽，用桂苓五味甘草，治其气冲。冲气既低，而反更咳胸满者，用桂苓五味甘草去桂加干姜细辛（方在干姜）治其咳满。伤寒真武汤（方在茯苓）治少阴病，内有水气，腹痛下利，若咳者，加五味半升，细辛、干姜各一两，是皆小青龙之法也。

金匮厚朴麻黄汤（方在厚朴）、射干麻黄汤（方在射干）皆用之，以治咳而下寒者。

麻黄附子细辛汤（方在麻黄）、麻辛附子汤（方在桂枝）、大黄附子汤（方在大黄）、赤丸（方在乌头）、乌梅丸（方在乌梅）皆用之，以治寒气之冲逆也。

防己黄芪汤（方在防己）治风湿脉浮身重，气冲者，加桂枝三分，下有陈寒者，加细辛三分。风木冲逆，则用桂枝，寒水冲逆，则用细辛，此治冲逆之良法也。

肺以下行为顺，上行则逆，逆则气道壅阻，而生咳嗽。咳嗽之证，由于肺金不降，收气失政，刑于相火。其间非无上热，而其所以不降者，全因土湿而胃逆。戊土既湿，癸水必寒，水寒土湿，中气不运，此肺金咳逆之原也。

当火炎肺热之时，而推其原本，非缘寒气冲逆，则由土湿堙塞，因而水饮停瘀者，十居七八。然则上热者，咳嗽之标，水饮湿寒者，咳嗽之本也。

外感之咳，人知风寒伤其皮毛，而不知水饮湿寒实伤其腑脏。盖浊阴充塞，中气不运，肺金下达之路既梗，而孔窍又阖，里气愈阻，肺无泄窍，是以宗气壅迫，冲逆而为咳。若使里气豁通，则皮肤虽闭，而内降有路，不至于此也。

细辛温燥开通，利肺胃之壅阻，驱水饮而逐湿寒，润大肠而行小便，善降冲逆，专止咳嗽。其诸主治，收眼泪，利鼻壅，去口臭，除齿痛，通经脉，皆其行郁破结，下冲降逆之力也。

射干 味苦，微寒，入手太阴肺经。利咽喉而开闭塞，下冲逆而止咳嗽，最清胸膈，善扫瘀浊。

金匮射干麻黄汤 射干十二枚，紫菀三两，款冬三两，五味半升，细辛三两，半夏半升，生姜四两，大枣七枚，麻黄四两。治咳而上气，喉中如水鸡声。以风寒外闭，皮毛不泄，肺气郁迫，逆而上行，喉窍窄狭，泄之不及，以致呼吸闭塞，声如水鸡。射干、紫菀、款冬、五味、细辛、生姜、半夏，下冲逆而破壅塞，大枣补其里，麻黄泻其表也。

气通于肺，内司呼吸而外主皮毛，皮毛虽闭，而内有下行之路，不至堵塞如是。是其平日土湿胃逆，浊气升隔，肺之降路不甚清通，一被外感，皮毛束闭，里气愈阻，内不能降而外不能泄，是以逆行而上冲，塞于咽喉，此即伤风齁喘之证。当饮食未消之际，水谷郁遏，中气胀满，故呼吸闭塞，迫急非常也。不降里阴，则胸膈莫容，不泄表寒，则经络终郁，射干降逆开结，善利肺气，麻黄外散其风寒，使经络松畅，则里气不迫，射干内降其冲逆，使咽喉清虚，则表气不壅，表邪外解而里阴下达，停痰宿水，积湿凝寒，皆从水道注泄而下，根株斩灭矣。

其诸主治，通喉痹，开胸满，止咽痛，平腹胀，泻肺火，润肠燥，行积痰，化瘀血，下经闭，消结核，破症瘕，除疟母。鳖甲煎丸（方在鳖甲）用之以治疟母，乌扇即射干也。下冲破结，是其长也。

紫菀 味苦、辛，入手太阴肺经。降气逆而止咳，平息贲而止喘。

金匮射干麻黄汤（方在射干）用之治咳而上气，以其清肺而降逆也。

紫菀清金润肺，止咳定喘，而兼善敛血。劳嗽吐血之证，因于肺逆而不敛，肺气清降，则血自敛矣。其诸主治，开喉痹，通小便，定喘促，破息贲，止吐血，住便血，疗肺痈，行脓血，皆清金降逆之力也。

款冬花 味辛，气温，入手太阴肺经。降冲逆而止嗽喘，开痹塞而利咽喉。

金匮射干麻黄汤（方在射干）用之治咳而上气，喉中如水鸡声，以其开痹而止喘也。

款冬降逆破壅，宁嗽止喘，疏利咽喉，洗涤心肺，而兼长润燥。肺逆则气滞而津凝，故生烦躁，肺气清降，浊瘀荡扫，津液化生，烦躁自止。其诸主治，除肺痈脓血，去痰涕胶黏，开咽喉喘阻，润胸膈烦躁，皆去浊还清之力也。

杏仁 味甘、苦，入手太阴肺经。降冲逆而开痹塞，泻壅阻而平喘嗽，消皮腠之浮肿，润肺肠之枯燥，最利胸膈，兼通经络。

金匮茯苓杏仁甘草汤，茯苓三两，杏仁五十个，甘草一两。治胸中痹塞，短气。以土湿胃逆，浊气冲塞，肺无降路，是以短气。茯苓泻湿而消满，杏仁破壅而降逆，甘草补中而培土也。薯蓣丸（方在薯蓣）、文蛤汤（方在文蛤）、厚朴麻黄汤（方在厚朴）皆用之，以降逆也。

伤寒麻黄汤（方在麻黄）治太阳伤寒，恶风，无汗而喘者。麻杏甘石汤（方在麻黄）治太阳伤寒，汗下后，汗出而喘者。桂枝加厚朴杏子汤（方在厚朴）治太阳中风，下后表未解而微喘者。小青龙汤（方在麻黄）治太阳伤寒，心下有水气。若喘者，去麻黄，加杏仁半升，皆用之以治喘也。

苓甘五味姜辛半夏加杏仁汤

茯苓四两，甘草三两，五味半升，干姜三两，细辛三两，半夏半升，杏仁半升。治支饮呕冒，饮去呕止，其人形肿者，以经气壅滞则为肿，杏仁利气而消滞也。麻杏薏甘汤（方在麻黄）用之以泻表气之滞。矾石丸（方在矾石）、大陷胸丸（方在大黄）用之以泻里气之滞也。麻仁丸（方在麻仁）、大黄䗪虫丸（方在大黄）用之以润燥也。

肺主藏气，降于胸膈而行于经络，气逆则胸膈闭阻，而生喘咳。脏病而不能降，因以痞塞，经病而不能行，于是肿痛。杏仁疏利开通，破壅降逆，善于开痹而止喘，消肿而润燥，调理气分之郁，无以易此。其诸主治，治咳逆，疗失音，止咯血，断血崩，杀虫䘌，除鳙刺，开耳聋，去目翳，平努肉，消停食，润大肠，通小便，种种功效，缘其降浊消郁之能事也。

薤白 味辛，气温，入手太阴肺、手阳明大肠经。开胸痹而降逆，除后重而升陷，最消痞痛，善止滑泄。

金匮瓜蒌薤白白酒汤、瓜蒌薤白半夏汤（二方在瓜蒌）、枳实薤白桂枝汤（方在枳实）并用之，治胸痹心痛，以其破壅而降逆也。

伤寒四逆散（方在甘草）治少阴病，四逆。泄利下重者，加薤白三升，以其行滞而升陷也。

肺病则逆，浊气不降，故胸膈痹塞，肠病则陷，清气不升，故肛门重坠。薤白辛温通畅，善散壅滞，辛金不至上壅，故痹者下达而变冲和，庚金不至下滞，故重者上达而化轻清。其诸主治，断泄痢，除带下，安胎妊，散疮疡，疗金疮，下骨鲠，止气痛，消咽肿，缘其条达凝郁故也。

桔梗 味苦、辛，入手太阴肺经。散结滞而消肿硬，化凝郁而排脓血，疗咽痛如神，治肺痈至妙，善下冲逆，最开壅塞。

伤寒桔梗汤 桔梗二两，甘草二两。治少阴病，咽痛者。以少阴肾脉，循喉咙而挟舌本，少阴心脉，挟咽而系目系，少阴病则癸水上冲，丁火不降，郁热抟结，而生咽痛。桔梗开冲塞而利咽喉，生甘草泻郁热而缓迫急也。通脉四逆汤（方在甘草）治少阴病，下利脉微。咽痛者，去芍药，加桔梗一两，亦此法也。《金匮》以治肺痈，咳而胸满，振寒脉数，咽干不渴，时出浊唾腥臭，久而吐脓如米粥者。以肺气壅塞，湿热淫蒸，浊瘀腐败，化而为脓。桔梗破壅塞而行腐败，生甘草泻郁热而清肺金也。

二白散 桔梗三分，贝母三分，巴豆一分。为散，白饮和服。治太阳中风，寒实结胸。以经病未解，而水土湿寒，乃以冷水噀灌，愈闭其表，寒湿郁动，逆冲清道，与膈上之阳，两相隔拒，寒热逼迫，痞结不开。桔梗、贝母，清降其虚热，巴豆温下其湿寒，结散郁开，腐败难容，在上则涌吐而出，在下则泄利而去矣。《外台》以治肺痈者，排决脓瘀，令其吐泄而下，肺腑清空，正气续复，不使养痈以贻祸也。

金匮排脓汤 桔梗三两，甘草二两，大枣十枚，生姜二两。以疮疽脓硬，必当排而行之，使肿消而脓化。而死肌腐化，全赖中气。甘、枣，培补脾精，生姜和中而行气，桔梗消结而化脓也。

排脓散 桔梗二分，芍药六分，枳实十六枚。为散，鸡子黄一枚，以散数钱揉均，饮和服之，日一服。以疮疽脓成，必当排而决之，使腐去而新生。而脓瘀既泻，营血必伤。桔梗行其凝瘀，枳实逐其腐败，芍药清肝风而凉营，鸡子黄补脾精而养血也。

薯蓣丸（方在薯蓣）、竹叶汤（方在竹叶）并用之，以降肺气之逆也。

桔梗苦泻辛通，疏利排决，长于降逆而开结，消瘀而化凝，故能清咽喉而止肿痛，疗疮疽而排脓血。其诸主治，清头面，理目痛，通鼻塞，疗口疮，止气喘，平腹胀，调痢疾，破血瘀，皆降逆疏壅之力也。

橘皮 味辛、苦，入手太阴肺经。降浊阴而止呕哕，行滞气而泻郁满，善开胸膈，最扫痰涎。

金匮橘皮汤 橘皮四两、生姜八两。用以治干呕哕，而手足厥者。以胃土上逆，浊气熏冲，故生呕哕。中气堙郁，不能四达，故手足厥冷。橘皮破壅塞而扫瘀浊，生姜降冲逆而行凝滞也。

橘皮竹茹汤 橘皮一斤，竹茹二升，生姜半斤，甘草五两，人参一两，大枣三十枚。治哕逆者。以土衰胃逆，浊阴不降。甘、枣、人参，补中气以培土，橘、姜、竹茹，降浊阴而行滞也。

橘枳生姜汤 橘皮一斤，生姜半斤，枳实三两。治胸中痹塞，短气。以胃土逆升，浊气痞塞，肺无降路，是以短气。橘、姜，破壅塞而降浊阴，枳实泻痞满而扫瘀腐也。外台茯苓饮（方在茯苓），即于橘枳生姜汤加参、术、茯苓，以治痰饮，补泻并行，可谓妙矣。

橘皮辛散之性，疏利通畅，长于降浊止呕，行滞消痰，而和平条达，不至破气而损正，行郁理气之佳药也。其诸主治，疗吹奶，调乳痈，除□疟，消癥瘕，行胶痰，磨宿谷，利小便，通大肠，理嘈杂，治淋痢，下鱼骨鲠，杀寸白虫，总缘善行滞气也。

皂荚 味辛、苦，涩，入手太阴肺经。降逆气而开壅塞，收痰涎而涤垢浊，善止喘咳，最通关窍。

金匮皂荚丸 皂荚六两。去皮，酥炙，蜜丸梧子大，枣膏和汤服三丸，日夜四服。治咳逆上气，时时唾浊，但坐不得眠。以肺胃逆升，浊气郁塞，涎沫胶黏，下无泄路，故时时上唾。身卧则气道愈阻，弥增壅闷，故但坐不得眠。皂荚开闭塞而洗痰涎，通气道而降冲逆也。

皂荚辛烈开冲，通关透窍，搜罗痰涎，洗荡瘀浊，化其黏联，胶热之性，失其根据，攀附之援，脏腑莫容，自然外去，虽吐败浊，实非涌吐之物也。其诸主治，开口噤，通喉痹，吐老痰，消恶疮，熏久利脱肛，平妇人吹乳，皆其通关行滞之效也。

白酒 味辛，气温，入手太阴肺经。开胸膈之痹塞，通经络之凝瘀。

金匮瓜蒌薤白白酒汤、瓜蒌薤白半夏汤（二方在瓜蒌）并用之，以治胸痹心痛，以其开瘀而消滞也。

酒性辛温宣达，黄者重浊而走血分，白者轻清而走气分，善开闭塞而行经络，暖寒滞而止痛楚，故能治胸痹。

今之烧酒，与此证甚宜，用以代之，效更捷也。

葱白 味辛，气温，入手太阴肺经。回脏腑之利泄，起经脉之芤减，发达皮毛，宣扬郁遏。

伤寒白通汤 葱白四茎，干姜一两，生附子一枚。治少阴病，下利。以寒水侮土，清气下陷，而为泄利。姜、附，温水土之寒，葱白升清气之陷也。

通脉四逆汤（方在甘草） 治少阴病，下利脉微，面色赤者，加葱九茎，以阳郁不能外达，故面赤，加葱白以宣阳气之郁也。

金匮旋覆花汤（方在旋覆花） 治妇人脉体芤减，用之以通经气之郁涩也。

葱白辛温发散，升陷达郁，行经发表，厥有功焉。其诸主治，下乳汁，散乳痈，消肿痛，止麻痹，疗下血，熨便癃，通淋涩，调泄利。

麻黄 味苦、辛，气温，入手太阴肺、足太阳膀胱经。入肺家而行气分，开毛孔而达皮部，善泻卫郁，专发寒邪，治风湿之身痛，疗寒湿之脚肿，风水可驱，溢饮能散，消咳逆肺胀，解惊悸心忡。

伤寒麻黄汤 麻黄三两，桂枝二两，甘草一两，杏仁七十枚。治太阳伤寒，头痛恶寒，无汗而喘。以卫性敛闭，营性发扬，寒伤营血，闭其皮毛，是以无汗。肺气壅遏，是以发喘。寒愈闭而营愈发，裹束卫气，不得外达，是以恶寒。甘草保其中气，桂枝发其营郁，麻黄泻其卫闭，杏仁利其肺气，降逆而止喘也。

大青龙汤 麻黄六两，桂枝二两，杏仁五十枚，甘草二两，生姜三两，大枣十二枚，石膏如鸡子大。治太阳中风，脉紧身痛，发热恶寒，烦躁无汗。以风中卫气，卫敛而风不能泄，是以无汗。遏闭营血，内热郁隆，是以烦躁。病虽中风，而证同伤寒，桂枝不能发矣。甘、枣，补其脾精，桂枝发其营郁，麻黄泻其卫闭，杏、姜，利肺壅而降逆气，石膏清肺热而除烦躁也。

小青龙汤 麻黄三两，桂枝三两，芍药三两，甘草二两，半夏三两，五味半升细辛三两，干姜三两。治太阳伤寒，心下有水气，干呕，发热而咳。以水饮中阻，肺胃不降，浊气逆冲，故作呕咳。甘草培其土气，麻、桂，发其营卫，芍药清其经热，半夏降胃逆而止呕，五味、细辛、干姜，降肺逆而止咳也。《金匮》以治痰饮，咳逆倚息者，使水饮化气，而随汗泄，降以五味、姜、辛，咳逆自平也。又以大、小青龙，通治溢饮。以饮水流行，归于四肢，不能化汗而外泻，则水饮注积，遏阻卫气，以致身体疼重。麻黄发汗，泻其四末之集水也。

麻杏甘石汤 麻黄四两，杏仁五十枚，甘草二两，石膏半斤。治太阳伤寒，汗下后，汗出而喘，无大热者。以经热未达，表里郁蒸，故汗出而喘。麻黄泻卫，甘草保中，杏仁降其逆气，石膏清其郁热也。

麻黄附子细辛汤 麻黄二两，附子一枚，细辛二两。治少阴病，反发热，脉沉者。以少阴脉沉而身反发热，则里寒已作而表寒未退。麻黄发其表寒，附子驱其里寒，细辛降其阴邪也。

麻黄附子甘草汤 麻黄二两，附子一枚，甘草二两。治少阴病，得之二三日，无里证者。以脉见沉细，经是少阴，而里证未作，宜解表寒。麻黄轻发其表，附子重暖其里，甘草培其中气也。

麻黄升麻汤 麻黄二两半，升麻一两一分，萎蕤十八铢，石膏六铢，知母十八铢，当归一两一分，芍药六铢，黄芩十八铢，桂枝六铢，茯苓六铢，白术六铢，甘草六铢，干姜六铢，天冬六铢。治厥阴伤寒，大下后，咽喉不利，吐脓血，泄利不止者。以下后中气寒湿，相火上逆，刑辛金而为脓血，风木下陷，贼己土而为泄利。姜、甘、苓、术，温中燥土，知、膏、冬、蕤，清肺热而生津，归、芍、芩、桂，滋肝燥而升陷，升麻理其咽喉，麻、杏，泻其皮毛也。

金匮麻杏薏甘汤 麻黄五钱，杏仁十枚，薏苡五钱，甘草一两。治风湿发热，身疼，日晡所剧。以汗出当风，闭其皮毛，汗热郁遏，淫溢窍隧，日晡湿动，应候而剧。甘草、薏苡，补土而燥湿，杏仁利气而破壅，麻黄开窍而发汗也。

越婢汤 麻黄六两，石膏半斤，甘草二两，大枣十五枚，生姜三两。治风水，身肿，脉浮，汗出，恶风。以汗出遇风，窍闭汗阻，淫溢经隧，壅遏卫气，而为浮肿。麻黄发皮毛而泻水，石膏清肺金而泻热，甘、枣、生姜，补脾精而和中也。

麻黄附子汤 麻黄三两，甘草一两，附子一枚。即“少阴”麻黄附子甘草方，而分两不同。治水病，脉沉小，属少阴，虚肿者。以土弱阳飞，肾寒水胀，流溢经络，而为浮肿。甘草、附子，补土而暖肾，麻黄发表而泻水也。

风湿与风水，皆汗为风闭，而湿则未至成水，其证稍异。缘有内水，不但表寒，故多用麻黄。

肝司营血，中抱阳魂，其性温暖而发散，肺司卫气，内含阴魄，其性清凉而收敛。卫气清敛，则孔窍阖而寒不能伤，泄之以风，窍开而汗出，卫气失其收敛之性，故病中风，营血温散，则孔窍开而风不能中，闭之以寒，窍合而汗收，营血失其发散之性，故病伤寒。但卫性收敛，风愈泄而卫愈敛，则遏闭营血，而生里热，营性发散，寒愈闭而营愈发，则裹束卫气，而生表寒。以营血温升，则化火而为热，卫气清降，则化水而为寒，营郁而发热，卫闭而恶寒者，其性然也。风伤卫而营郁，故用桂枝以泻营，寒伤营而卫闭，故用麻黄以泻卫。桂枝通达条畅，专走经络，而泻营郁，麻黄浮散轻飘，专走皮毛，而泻卫闭，窍开汗出，则营卫达而寒热退矣。

麻黄发表出汗，其力甚大，冬月伤寒，皮毛闭塞，非此不能透发，一切水湿痰饮，淫溢于经络关节之内，得之霍然汗散，宿病立失。但走泻真气，不宜虚家，汗去阳亡，土崩水泛，阴邪无制，乘机发作，于是筋肉瞤动，身体振摇，惊悸奔豚诸证风生，祸变非常，不可不慎！

盖肾主五液，入心为汗，非血不酿，非气不酝，非水不变，非火不化。鼎沸而露滴者，水热而气暖也，身劳而出汗者，火动而血蒸也，汗出而温气发泄，是以战栗而振摇。所谓夺汗者无血，夺血者无汗，以其温气之脱泄，非谓汗血之失亡。

阳者，阴之神魂，阴者，阳之体魄，体魄者，神魂之宫室，神魂者，宫室之主人。上士重其人而轻其宫，人存而宫亦修，下士贱其主而贵其室，主亡而室亦坏矣。

煮去沫用。

根节止汗，发表去其根节，敛表但用根节。

苏叶　味辛，入手太阴肺经。降冲逆而驱浊，消凝滞而散结。

金匮半夏厚朴汤（方在半夏）用之治妇人咽中如有炙脔，以其降浊而散滞也。

苏叶辛散之性，善破凝寒而下冲逆，扩胸腹而消胀满，故能治咽中瘀结之证，而通经达脉，发泻风寒，双解中外之药也。其诸主治，表风寒，平喘嗽，消痈肿，安损伤，止失血，解蟹毒。

栝楼根　味甘、微苦，微寒，入手太阴肺经。清肺生津，止渴润燥，舒痉病之挛急，解渴家之淋癃。

金匮栝楼桂枝汤　栝楼根三两，桂枝三两，芍药三两，甘草二两，大枣十二枚，生姜三两。治太阳痉病，其证备，身体强，几几然，脉沉迟者。太阳之经，外感风寒，发汗太多，因成痉病。其证身热足寒，颈强项急，头摇口噤，背反张，面目赤。发热汗出，而不恶寒者，是得之中风，名曰柔痉。以厥阴风木，藏血而主筋，筋脉枯燥，曲而不伸，是以项强而背反。木枯风动，振荡不宁，是以头摇而齿齘。太阳行身之背，故病在脊背。此因汗多血燥，重感风邪，郁其营气，故病如此。甘、枣，补脾精而益营血，姜、桂，达经气而泻营郁，芍药、栝蒌，清风木而生津液也。

栝楼瞿麦丸 栝楼根三两，薯蓣二两，瞿麦一两，茯苓三两，附子一枚。治内有水气，渴而小便不利者。阳衰土湿，寒水停留，乙木郁遏，不能疏泄，故小便不利。木郁风动，肺津伤耗，是以发渴。瞿麦、苓、附，泻水而温寒，薯蓣、栝蒌，敛肺而生津也。

栝楼牡蛎散 栝楼根、牡蛎等分。为散，饮服方寸匕，日三服。治百合病，渴不差者。百合之病，肺热津伤，必变渴证。津液枯燥，故渴久不止。栝楼、牡蛎，清金敛肺，生津润燥而止渴也。

小青龙汤（方在麻黄） 治太阳伤寒，内有水气，渴者，去半夏，加栝蒌根三两。小柴胡汤（方在柴胡）治少阳伤寒，渴者，去半夏，加人参、栝楼根，以其凉肃润泽，清金止渴，轻清而不败脾气也。

清肺之药，最为上品，又有通达凝瘀，清利湿热之长。其诸主治，下乳汁，通月水，医吹奶，疗乳痈，治黄疸，消囊肿，行扑损瘀血，理疮疡肿痛。

栝楼实 味甘、微苦，微寒，入手太阴肺经。清心润肺，洗垢除烦，开胸膈之痹结，涤涎沫之胶黏，最洗瘀浊，善解懊侬。

金匮栝楼薤白白酒汤 栝楼实一枚，薤白三两，白酒七升。治胸痹气短，喘息咳唾，胸背疼痛，寸口脉沉而迟，关上小紧数。以胸膈痹塞，气无降路，故喘息咳唾。逆冲胸背，而生痛楚。清道堙郁，爰生烦热。薤白、白酒，开扩其壅塞，栝蒌清涤其郁烦也。

栝楼薤白半夏汤 栝楼实一枚，薤白三两，白酒一斗，半夏半升。治胸痹不得卧，心痛彻背者。以胸膈痹塞，气无降路，逼迫宫城，故心痛彻背。背者，胸之府也，气不前降于腹，胸膈莫容，是以逆冲于脊背。薤白、白酒、半夏，破壅而降逆，栝楼清涤其郁烦也。

伤寒小陷胸汤 大栝楼实一枚，

半夏半升，黄连一两。治小结胸，正在心下，按之则痛，脉浮滑者。太阳中风，表证未解，下之太早，经阳内陷，为里阴所拒，结于胸膈，心下满痛，烦躁懊侬，脉沉而紧，是为结胸。结之小者，浊气冲塞，正在心下，其势稍缓，非按不痛，脉则浮滑，未至沉紧。而阳气郁遏，亦生烦热。半夏降其逆气，黄连泻其闷热，栝楼涤其郁烦也。

小柴胡汤（方在柴胡）治少阳伤寒。胸中烦而不呕者，去人参、半夏，加栝楼实，以其清心而除烦也。

栝楼实肃清凉润，善解郁烦，浊气郁蒸，涎沫黏联，心绪烦乱，不可言喻者得之，肺府清洁，神气慧爽，洗心涤肺之妙药也。其诸主治，消咽痛，治肺痿，涤痰涎，止咳嗽，通乳汁，下胞衣，理吹奶，调乳痈，解消渴，疗黄疸，通小便，润大肠，断吐血，收脱肛，平痈肿，医疮疡。

麦冬　味甘，微凉，入手太阴肺、足阳明胃经。清金润燥，解渴除烦，凉肺热而止咳，降心火而安悸。

金匮麦门冬汤　麦冬七升，半夏一升，粳米三合，人参二两，甘草一两，大枣十二枚。治咳嗽，火逆上气，咽喉不利。以肺胃上逆，相火刑金。麦冬、半夏，清金泻火而降逆，甘、枣、参、粳，补中化气而生津也。

伤寒炙甘草汤（方在甘草）用之治少阳伤寒，脉结代，心动悸者。以少阳相火不降，致累君火，逆升而生烦悸，麦冬清心而宁神也。

薯蓣丸（方在薯蓣）、竹叶石膏汤（方在竹叶）皆用之，以清金而润燥也。

麦冬清凉润泽，凉金泻热，生津除烦，泽枯润燥之上品。然无益中虚肺热之家，率因阳衰土湿，中气不运，胃胆上逆，相火刑金，原非实热之证。盖土湿胃逆，则肺胆不得右降，以土者四象之中气，毂败则轴折，轮辐不转，自然之理。戊土上壅，浊气填塞，肺胆无下降之路，此相火刑金之原也。金受火刑，失其清肃降敛之性，嗽喘吐衄，于是生焉。但服清润，阴旺湿滋，中气愈败，胃土更逆，上热弥增。是以虚劳淹滞，非无上热，而清金润肺之法，绝不能效，以救其标而伤其本也。此宜金土同医，故仲景用麦冬，必与参甘同剂。麦冬而得人参，清金益气，生津化水，雾露泛洒，心肺肃凉，洗涤烦躁之法，至为佳妙也。其诸主治，安魂魄，除烦悸，疗喉疮，治肺痿，解消渴，平咳嗽，止吐衄，下痰饮，利水湿，消浮肿，下乳汁，通经水。

天冬　味苦，气寒，入手太阴肺、足少阴肾经。清金化水，止渴生津，消咽喉肿痛，除咳吐脓血。

伤寒麻黄升麻汤（方在麻黄）用之治厥阴伤寒，大下后，咽喉不利，吐脓血，泄利不止者，以其清火逆而利咽喉，疗肺痈而排脓血也。

水生于金，金清则水生，欲生肾水，必清肺金，清金而生水者，天冬是也，庸工以地黄血药而滋肾水，不通极矣！盖肺主化气，气主化水，肺中之气，氤氲如雾，雾气清降，化而为水，其精液藏于肾而为精，其渣滓渗于膀胱而为尿。天暑衣厚，则表开而外泄，天寒衣薄，则表合而内注，汗尿一也，外内不同耳。而肺金化水，必因土燥，阳明庚金，燥气司权，收敛戊土之湿，化而为燥，胃气右转，肺气清降，而水化焉，此如凉秋变序，白露宵零也。土湿则中郁而胃逆，肺金莫降，雾气凝塞，淫蒸而化痰涎，水源绝矣。

天冬润泽寒凉，清金化水之力，十倍麦冬，土燥水枯者，甚为相宜。阳明伤寒之家，燥土贼水，肠胃焦涸，瘟疫斑疹之家，营热内郁，脏腑燔蒸，凡此闭涩不开，必用承气，方其燥结未甚，以之清金泻热，滋水滑肠，本元莫损，胜服大黄。又或疮疡热盛，大便秘塞，重剂酒煎热饮，亦良。肾阴有盛而无衰，宜温不宜补，土燥水枯之证，外感中止有此种，至于别经伤寒，此证甚少，若内伤杂病，率皆阴旺土湿，未有水亏者。土胜而水负则生，水胜而土负则死，天冬证绝不偶见，未可轻服。其性寒滑湿濡，最败脾胃而泻大肠，阳亏阴旺，土湿便滑者，宜切忌之。久服不已，阳败土崩，无有不死。后世庸工，以此杀人，不可胜数。凡肺痿肺痈，吐衄嗽喘，一切上热之证，非土燥阳实者，概不宜此，用者慎之！其有水亏宜饵者，亦必制以渗利之味，防其助湿。土湿胃逆，痰涎淫生，愈服愈滋，而水源愈竭矣，是犹求水于阳燧也。其诸主治，止咳逆，定喘促，愈口疮，除肿痛，疗肺痿，治肺痈，去痰涎，解消渴，利小便，滑大肠。

竹叶 味甘，微寒，入手太阴肺经。清肺除烦，凉金泻热。

金匮竹叶汤 竹叶一把，桔梗一两，生姜五两，附子一枚，葛根三两，桂枝一两，防风一两，甘草一两，人参一两，大枣十五枚。治产后中风，发热面赤，喘而头痛。以产后中气虚弱，阴阳不能交济，肝脾易陷，肺胃易逆，陷则下寒，逆则上热。风伤卫气，卫敛而遏营血，上热弥增，肺胃愈逆，故发热面赤，喘而头痛。肺胃愈逆而热愈增，则肝脾益陷而寒益甚。竹叶、桔梗，凉肺而除烦，葛根、生姜，清肺而降逆，附子温寒而暖水，桂、防，燥湿而达木，甘、枣、人参，补中而培土也。

竹叶石膏汤 竹叶二把，石膏一斤，麦冬一升，粳米半升，人参三两，甘草二两，半夏半升。治大病差后，虚羸少气，气逆欲吐者。以病后中虚，胃逆欲吐，三阳不降，燥热郁发。竹叶、石膏、麦冬，清金泻热而除烦，粳米、参、甘，补中化气而生津，半夏降逆而止呕也。

竹叶甘寒凉金，降逆除烦，泻热清上之佳品也。其诸主治，降气逆，止头痛，除吐血，疗发黄，润消渴，清热痰，漱齿衄，洗脱肛。

竹茹 味甘，微寒，入手太阴肺、足阳明胃经。降逆止呕，清热除烦。

金匮竹皮大丸 竹茹二分，石膏二分，白薇一分（有热二分），甘草七分，桂枝一分。枣肉和丸。治产妇乳子中虚，烦乱呕逆。以乳妇产子未久，中气尚虚，遇土郁木贼之时，胃逆作呕，爰生烦乱。竹茹降浊而止呕，石膏、白薇，清金而除烦，甘草、桂枝，培土而达木也。

橘皮竹茹汤（方在橘皮）用之治哕逆，以其降逆而驱浊也。

竹茹甘寒之性，善扫瘀浊而除呕哕，清金敛肺，更其所长。其诸主治，除吐衄，止崩漏，治膈噎，疗肺痿。

萎蕤 味甘，入手太阴肺经。清肺金而润燥，滋肝木而清风。

伤寒麻黄升麻汤（方在麻黄）用之治厥阴病，咽喉不利，吐脓血者，以金受火刑，萎蕤清金而润燥也。

萎蕤和平滋润，化气生津，解渴除烦，清金利水，益气润燥。其诸主治，止消渴，通淋涩，润皮肤，去黑䵟，疗目眦赤烂，治眼睛昏花。即玉竹。《三国志·华佗传》：以漆叶青黏散方，授弟子樊阿，谓可服食长生。青黏即玉竹也。

百合 味甘、微苦，微寒，入手太阴肺经。凉金泻热，清肺除烦。

金匮百合知母汤 百合七枚，知母二两。治百合病，发汗后者。伤寒之后，邪气传变，百脉皆病，是为百合。其证眠食俱废，吐利皆作，寒热难分，坐卧不安，口苦便赤，心烦意乱，不能指其为何经何脏之病也。然百脉之气，受之于肺，肺者，百脉之宗也，是宜清肺。其在发汗之后者，津枯而金燔。百合清肺而生津，知母凉金而泻热也。

滑石代赭汤 百合七枚，滑石三两，碎，代赭石如鸡子大。治百合病，下之后者。下败中脘之阳，土湿胃逆，肺热郁蒸。百合清肺而泻热，滑石、代赭，渗湿而降逆也。

百合鸡子汤 百合七枚，煎汤，入鸡子黄一枚，搅匀，煎。治百合病，吐之后者。吐伤肺胃之津，金土俱燥。百合清肺热而生津，鸡子黄补脾精而润燥也。

百合地黄汤 百合七枚，生地黄汁一斤。入百合汤，煎服。大便当如漆。治百合病，不经发汗吐下，病形如初者。不经发汗吐下，而瘀热淫蒸，败浊未泄。百合清肺而泻热，生地黄汁凉泻肠胃而下垢浊也。

百合洗方 百合一斤。水一斗，渍一宿，洗身。洗后食煮饼，勿以盐。治百合病，一月不解，变成渴者。火炎金燥，则肺热不解，变而为渴。肺主皮毛，百合洗皮毛，以清肺热也。

百合滑石散 百合一两，滑石二两。为散，饮服方寸匕，日三服。微利，止服，热则除。治百合病，变发热者。湿动胃逆，肺郁生热。百合清金而泻热，滑石利水而除湿也。

百合凉金润燥，泻热消郁，清肃气分之上品。其诸主治，收涕泪，止悲伤，开喉痹，通肺痈，清肺热，疗吐血，利小便，滑大肠，调耳聋耳痛，理胁痈乳痈、发背诸疮。

水渍一宿，白沫出，去其水，更以泉水煎汤用。

贝母 味苦，微寒，入手太阴肺经。清金泻热，消郁破凝。

伤寒二白散（方在桔梗）、金匮当归贝母苦参丸（方在当归）并用之，以其清金而泻热也。

贝母苦寒之性，泻热凉金，降浊消痰，其力非小，然轻清而不败胃气，甚可嘉焉。其诸主治，疗喉痹，治乳痈，消瘿瘤，去努肉，点翳障，敷疮痈，止吐衄，驱痰涎，润心肺，解燥渴，清烦热，下乳汁，除咳嗽，利水道。

白薇 味苦、微咸，微寒，入手太阴肺、足太阳膀胱经。凉金泻热，清肺除烦。

金匮竹皮大丸（方在竹茹）用之治乳妇中虚，烦乱呕逆，有热者，倍白薇，以其泻热而除烦也。

白薇苦寒，长于清金而除烦热，利水而通淋涩。其诸主治，通鼻塞，止血淋，清膀胱热涩，断胎产遗尿。

紫参 味苦，微寒，入手太阴肺、手阳明大肠经。消胸中之痞结，止肺家之疼痛。

金匮紫参汤 紫参半斤，甘草三两。治下利肺痛。以肺与大肠相为表里，肠陷而利作，则肺逆而痛生。而肺肠之失位，原于中气之不运，盖己土不升则庚金陷，戊土不降则辛金逆。甘草补中而培土，紫参清金而破凝，使肺肠之气，各复其升降之旧也。

泽漆汤（方在泽漆）用之治咳逆而脉沉者，以其清金而降逆也。

紫参苦寒，清金泻热，降冲逆而破凝塞，清咳嗽而止疼痛。金清则肺气收摄，故长于敛血，金清则肺气通调，故长于行瘀。其诸主治，止吐衄，消痈肿，利小便，滑大肠，治金疮，调血痢，破瘀血，通闭经，开胸膈积聚，散腹胁坚满。

柏叶 味苦、辛，涩，入手太阴肺经。清金益气，敛肺止血。

金匮柏叶汤 柏叶三两，干姜三两，艾三把，马通汁一升。治吐血不止者。以中虚胃逆，肺金失敛，故吐血不止。干姜补中而降逆，柏、艾、马通，敛血而止吐也。

血生于木而摄于金，庚金不收，则下脱于便尿，辛金不降，则上溢于鼻口。柏叶秉秋金之收气，最能止血，缘其善收土湿，湿气收则金燥而自敛也。其诸主治，止吐衄，断崩漏，收便血，除尿血，敷烧灼，润须髪，治历节疼痛。

柏实 味甘、微辛，气香，入手太阴肺经。润燥除烦，降逆止喘。

金匮竹皮大丸（方在竹茹） 治乳妇中虚，烦乱呕逆。烦喘者，加柏实一分，以其清金降逆而止烦喘也。

柏实清润降敛，宁神调气，善去烦躁，而止喘逆。缘其香甘入土，能行凝滞，开土郁，肺胃右行，神气下达，烦喘自定。其诸主治，安魂魄，止惊悸，润肠秘，泽发焦。

蒸，晒，炒，去皮，取仁用。

鸡子白 味甘，气腥，微寒，入手太阴肺经。疗咽喉之肿痛，发声音之喑哑。

伤寒苦酒汤（方在苦酒） 治少阴病，咽中生疮，声音不出，用之以其消肿痛而发声音也。

鸡子白秉天之清气，有金象焉，善消肿痛而利咽喉，清肺金而发声音。其诸主治，涂鼻疮，治发黄，敷肿痛，洗烧灼。鸡子黄在一卷。

猪肤 味甘，微寒，入手太阴肺经。利咽喉而消肿痛，清心肺而除烦满。

伤寒猪肤汤 猪肤一斤，白蜜一斤，白粉五合。治少阴病，下利咽痛，胸满心烦者。以少阴寒水，侵侮脾胃，脾土下陷，肝脾不升，则为下利，胃土上逆，胆胃不降，相火刑金，则为咽痛。浊气冲塞，宫城不清，则胸满而心烦。猪肤、白蜜，清金而止痛，润燥而除烦，白粉涩滑溏而收泄利也。

肺金清凉而司皮毛，猪肤秉金气之凉肃，善于清肺，肺气清降，君相归根，则咽痛与烦满自平也。猪膏在四卷。

瓜子 味甘，性寒，入手太阴肺、手阳明大肠经。清肺润肠，排脓决瘀。

金匮大黄牡丹皮汤（方在大黄）用之，以其破瘀而排脓也。

瓜子仁甘寒疏利，善开壅滞而决脓血，故能治肠痈。

知母 味苦，气寒，入手太阴肺、足太阳膀胱经。清金泻热，止渴除烦。

伤寒白虎汤（方在石膏）、金匮

酸枣仁汤（方在枣仁）、桂枝芍药知母汤（方在桂枝）并用之，以其清金而泻火，润燥而除烦也。

知母苦寒之性，专清心肺而除烦躁，仲景用之，以泻上焦之热也。甚败脾胃而泻大肠，火衰土湿，大便不实者忌之。后世庸工，以此通治内伤诸病，滋水灭火，误人性命，至今未绝。其诸主治，泻大肠，清膀胱。

石膏 味辛，气寒，入手太阴肺、足阳明胃经。清金而止燥渴，泻热而除烦躁。

伤寒白虎汤 石膏一斤，知母六两，甘草二两，粳米六两。治太阳伤寒，表解后，表有寒，里有热，渴欲饮水，脉浮滑而厥者。太阳表解之后，阴旺则汗去阳亡，而入太阴，阳旺则汗去阴亡，而入阳明，表解而见燥渴，是腑热内动，将入阳明也。阳明戊土，从庚金化气而为燥，太阴辛金，从己土化气而为湿，阳旺之家，则辛金不化己土之湿而亦化庚金之燥，胃热未发而肺燥先动，是以发渴。石膏清金而除烦，知母泻火而润燥，甘草、粳米，补中化气，生津而解渴也。

金匮小青龙加石膏汤 麻黄三两，桂枝三两，芍药三两，甘草二两，半夏半升，五味半升，细辛三两，干姜二两，石膏二两。治心下有水，咳而上气，烦躁而喘，肺胀脉浮者。以水饮内阻，皮毛外阖，肺气壅遏，而生咳喘。小青龙发汗以泻水饮，石膏清热而除烦躁也。

伤寒大青龙汤（方在麻黄）用之治太阳中风，不汗出而烦躁者。麻杏甘石汤（方在麻黄）用之治太阳伤寒，汗下后，汗出而喘，无大热者。竹叶石膏汤（方在竹叶）用之治大病差后，气逆欲吐者。金匮越婢汤（方在麻黄）用之治风水恶风，续自汗出者。木防己汤（方在防己）用之治膈间支饮，其人喘满者。厚朴麻黄汤（方在厚朴）用之治咳而脉浮者。文蛤汤（方在文蛤）用之治吐后渴欲得水，而贪饮者。竹皮大丸（方在竹茹）用之治乳妇烦乱呕逆者，皆以其泻热而除烦也。

石膏辛凉之性，最清心肺而除烦躁，泻郁热而止燥渴。甚寒脾胃，中脘阳虚者勿服。其诸主治，疗热狂，治火嗽，止烦喘，清燥渴，收热汗，消热痰，住鼻衄，除牙痛，调口疮，理咽痛，通乳汁，平乳痈，解火灼，疗金疮。

研细，绵裹，入药煎。虚热，煅用。

桑根白皮 味甘、涩、辛，微寒，入手太阴肺经。清金利水，敛肺止血。

金匮王不留行散（方在王不留行）用之，治病金疮，以其清肺而敛血也。

桑根白皮甘辛敛涩，善泻湿气而敛营血。其诸主治，清肺火，利气喘，止吐血，断崩中，通小便，疗水肿，消痰饮，止吐泄，理金疮，敷石痈，生眉髮，泽须鬓，去寸白虫，涂鹅口疮，汁搽口疮，沥搽疥疮。

三月三日采东南根，阴干百日。

旋覆花 味咸，入手太阴肺、足阳明胃经。行凝涩而断血漏，涤瘀浊而下气逆。

金匮旋覆花汤 旋覆花三两，葱白十四茎，新绛少许。煎，顿服。治妇人半产漏下。以肝脾阳虚，胎元失养，是以半产。血瘀不升，是以漏下。旋覆行血脉之瘀，葱白通经气之滞，新绛止崩而除漏也。

伤寒旋覆花代赭石汤 旋覆花三两，半夏半升，代赭石一两，人参二两，甘草三两，大枣十二枚，生姜五两。治伤寒汗吐下后，表证已解，心下痞硬，噫气不除者。以土虚胃逆，碍甲木下行之路，胃口痞塞，浊气不降。参、甘、大枣，补其中脘，半夏、姜、赭，降其逆气，旋覆花行其瘀浊也。

旋覆花通血脉而行瘀涩，能除漏滴，清气道而下痰饮，善止哕噫。其诸主治，逐痰饮，止呕逆，消满结，软痞硬，通血脉，消水肿。

长沙药解·卷四

茯苓 味甘，气平，入足阳明胃、足太阴脾、足少阴肾、足太阳膀胱经。利水燥土，泻饮消痰，善安悸动，最豁郁满，除汗下之烦躁，止水饮之燥渴，淋癃泄痢之神品，崩漏遗带之妙药，气鼓与水胀皆灵，反胃共噎膈俱效，功标百病，效著千方。

伤寒五苓散 茯苓十八铢，猪苓十八铢，泽泻一两六铢，白术十八铢，桂枝半两。治太阳中风，内有水气，渴欲饮水，水入则吐者。以宿水停留，因表郁而内动，阻隔三阳，不得下行，是以渴欲饮水。而以水投水，又复不受，是以水入则吐。茯、猪、术、泽，泻水而燥土，桂枝行经而发表也。治太阳伤寒，汗后脉浮，小便不利，热微消渴者。以汗泻脾阳，己土湿陷，乙木抑遏，不能疏泄水道，故小便不利。木郁风生，肺津伤耗，是以消渴。茯、猪、术、泽，泻湿而生津液，桂枝达木以行疏泻也。

金匮小半夏加茯苓汤 半夏一升，生姜半斤，茯苓四两。治饮家水停心下，先渴后呕。饮家水停心下，土湿津凝，必作燥渴。而再得新水，愈难消受，是以呕吐。苓、姜、半夏，降浊阴而泻水饮也。

茯苓泽泻汤 茯苓八两，泽泻四两，白术三两，甘草二两，桂枝二两，生姜四两。治反胃呕吐，渴欲饮水者。以土湿木郁，抑塞不升，下窍闭结，浊阴无降泄之路，胆胃俱逆，是以呕吐。桂枝达木郁而升陷，生姜利胃壅而降逆，术、甘，补土而生津，苓、泽，泻水而去湿也。

外台茯苓饮 茯苓三两，人参三两，白术三两，枳实三两，橘皮二两半，生姜四两。治心胸中停痰宿水，吐出水后，心胸间虚满，不能食者。心胸阳位，而痰水停宿，全缘中焦土湿。宿水虽吐，停痰尚在，而其中脘不旺，一吐之后，胃土上逆，浊气壅塞，是以虚满，不能下食。参、术、茯苓，补中而燥土，枳、橘、生姜，降浊而消满也。

伤寒桂枝去桂加茯苓白术汤 芍药二两，甘草二两，生姜三两，大枣十二枚，茯苓三两，白术三两。治太阳伤寒，汗出不解，头疼发热无汗，心下满痛，小便不利。以汗后亡阳，水泛土湿，胃气上逆，则心下满痛，脾气下陷，则小便不利，苓、术，燥土泻水而消满也。

小青龙汤（方在麻黄） 治太阳伤寒，心下有水气，小便不利，少腹满者，去麻黄，加茯苓四两。金匮黄芪建中汤（方在黄芪）治虚劳里急，腹满者，去大枣，加茯苓一两半，缘土湿木郁，两气壅塞，而生痞满，茯苓泻湿，满自消也。

伤寒苓桂术甘汤 茯苓四两，桂枝二两，白术二两，甘草二两。治太阳伤寒，吐下之后，心下逆满，气上冲胸，起则头眩，又复发汗动经，身为振振摇者。吐下泻其脏中之阳，风木动于脏，而气上冲胸膈，复汗以泻其经中之阳，风木动于经，则身体振摇，缘水泛土湿而木气郁动也。桂枝疏木而达郁，术、甘、茯苓，培土而泻水也。

真武汤 茯苓三两，白术二两，附子一枚，芍药二两，生姜三两。治少阴病，内有水气，腹痛下利，小便不利，四肢沉重疼痛，或呕者。以水泛土湿，风木郁遏，不能疏泄水道，故小便不利。木郁贼土，脾陷胃逆，故腹痛呕利。营血寒涩，不能行经络而充肢节，故四肢沉重疼痛。附子温癸水之寒，芍药清乙木之风，生姜降浊而止呕，苓、术，燥土而泻湿也。治太阳中风，服大青龙汤，汗后亡阳，手足厥逆，筋惕肉瞤者。以阳亡土败，寒水大发，风木失温，郁动不宁，故手足厥冷而筋肉振动。芍药敛风木之摇荡，苓、术、附子，温补火土而泻寒水也。治太阳伤寒，汗出不解，发热头眩，心下悸，身瞤动，振振欲擗地者。以汗后亡阳，水寒土湿，风木郁动，身体战摇。芍药清风木之振撼，苓、术、附子，温补火土而泻寒水也。

苓桂甘枣汤 茯苓半斤，桂枝

四两，甘草二两，大枣十五枚。治汗后脐下悸动，欲作奔豚。风木郁动，是生振悸。心下悸者，枝叶之不宁，脐下悸者，根本之不安，脐下振悸，根本撼摇，则奔豚作矣，因于水旺土崩，而根本失培也。甘、枣，补脾精以滋风木，桂枝达木郁而安动摇，茯苓泻水而燥土也。

《金匮》：假令瘦人，脐下有悸，吐涎水而颠眩，此水也，五苓散主之。理中丸（方在人参）治霍乱吐利，若脐下筑者，肾气动也，去术，加桂四两，悸者，加茯苓二两。伤寒小柴胡汤（方在柴胡）治少阳伤寒，心下悸，小便不利者，去黄芩，加茯苓。盖悸者，木也，所以致木之悸者，水也。缓则悸于心下，急则悸于脐间，脐下之悸，用桂枝以疏木，心下之悸，用茯苓以泻水，缓急之不同故也。

茯苓四逆汤　茯苓四两，甘草二两，人参一两，干姜一两，附子一两。治汗下之后，病仍不解，烦躁者。以汗下亡阳，土败水发，阳气拔根，扰乱无归，故生烦躁。参、甘、姜、附，温补火土，茯苓泻其水邪也。

火位于上，水位于下，水寒而下润，火热而上炎。人之生也，火水必交，交则火胎于坎而水不寒，水孕于离而火不炎。水火相交，爰生湿气，土位在中，是以性湿。火燥水湿，自然之性，土生于火，而土之湿气，实化于水。水火之交，全赖乎土，己土左旋，坎阳东升而化火，戊土右转，离阴西降而化水，水火互根，寒热交济，则胃不偏燥而脾不偏湿，阴阳和平，是以无病。

物不能有盛而无衰，火盛则土燥，水盛则土湿。水不胜火，则湿不胜燥，然丁癸同宫，丁火不能敌癸水之寒，戊己并列，而戊土何能敌己土之湿！人之衰也，火消而水长，燥减而湿增，其大凡也。

土湿不运，升降倒行，水木下陷而寒生，火金上逆而热作，百病之来，莫不以此。自此以往，阳火渐亏，阴水渐盛。火复而土生则人存，水盛而土崩则人亡，是以仲景垂教，以少阴之负趺阳者为顺。土胜为顺，水胜为逆，古之圣人，燥土而制水，后之庸工，滋水而伐土，上智之与下愚，何其相远也！

土燥之病，伤寒惟阳明有之，

而湿居其半，他经已不少睹，内伤杂病之中，那复有此！后世庸工，开滋阴补水之门，而医如萧斧，人若朝菌矣。凡内伤诸病，如气鼓水胀，咳嗽痰饮，泄利淋浊，吐衄崩漏，瘕疝带下，黄疸消渴，中风癫狂，惊悸遗精，反胃噎膈，泄秽吞酸，骨蒸毛热，闭经绝产，霍乱腹痛，伤风齁喘，种种幻怪，百出不穷，究其根原，悉缘土湿。茯苓泻水燥土，冲和淡荡，百病皆宜，至为良药，道家称其有延年之功，信非过也。

庸工用乳制，最缪不通！

猪苓 味甘，气平，入足少阴肾、足太阳膀胱经。利水燥土，泻饮消痰，开汗孔而泻湿，清膀胱而通淋，带浊可断，鼓胀能消。

伤寒猪苓汤 猪苓一两，茯苓一两，泽泻一两，滑石一两，阿胶一两。治阳明伤寒，脉浮发热，渴欲饮水，小便不利者。阳明之证，有燥有湿，阳明旺而太阴虚，则燥胜其湿，太阴旺而阳明虚，则湿胜其燥。己土湿陷，乙木抑遏，不能疏泄水道，则小便不利。木郁风动，肺津伤耗，则渴欲饮水。风气飘扬，而表寒未解，则脉浮发热。猪、茯、滑、泽，燥己土而泻湿，阿胶滋乙木而清风也。治少阳病，下利，咳而呕渴，心烦不得眠者。以水旺土湿，风木郁陷，下克己土，疏泄不藏则为利，风燥亡津则为渴。乙木陷而甲木逆，上克戊土，浊气逆冲，则为咳呕，相火上炎，则心烦不得眠睡。猪、茯、泽、滑，渗癸水而泻湿，阿胶滋乙木而清风也。

金匮猪苓散 猪苓、泽泻、白术等分。为散。治病在膈上，呕吐之后，而思水者。痰饮内阻，多见渴证，而投以新水，益复难容，故随饮而即吐。呕伤津液，应当作渴，而水停心下，则反不渴，是以先渴而即呕者，必有支饮。若饮在膈上，吐后而思饮水者，是饮去而津伤，为欲解也，此当急与之水，以救其渴。但其平日阳衰土湿，而后饮停膈上，宿水方去，又得新水，而土湿如前，不能蒸水化气，则新水又停矣，是当泻湿而生津。泽、苓，泻水而去湿，白术燥土而生津也。

猪苓渗利泻水，较之茯苓更捷。但水之为性，非土木条达，不能独行，猪苓散之利水，有白术之燥湿土也，猪苓汤之利水，有阿胶之清风木也，五苓之利水，有白术之燥土、桂枝之达木也，八味之利水，有桂枝之达木、地黄之清风也。若徒求利于猪、茯、滑、泽之辈，恐难奏奇功耳。

去皮用。

泽泻 味咸，微寒，入足少阴肾、足太阳膀胱经。燥土泻湿，利水通淋，除饮家之眩冒，疗湿病之燥渴，气鼓水胀皆灵，膈噎反胃俱效。

金匮泽泻汤 泽泻五两，白术二两。治心下有支饮，其人苦冒眩者。以饮在心下，阻隔阳气下降之路，阳不根阴，升浮旋转，故神气昏冒而眩晕。此缘土湿不能制水，故支饮上泛，泽泻泻其水，白术燥其土也。

泽泻咸寒渗利，走水腑而开闭癃，较之二苓淡渗，更为迅速。五苓、八味、茯苓、泽泻、当归、芍药诸方皆用之，取其下达之速，善决水窦，以泻土湿也。

葵子 味甘，微寒，性滑，入足太阳膀胱经。滑窍而开癃闭，利水而泻膀胱。

金匮癸子茯苓散 葵子一升，茯苓三两。为末，饮服方寸匕。治妊娠有水气，身重，小便不利，洒淅恶寒，起即头眩。以阳衰土湿，乙木下郁，不能行水，故身重而小便不利。木郁阳陷，是以恶寒。停水瘀阻，阳气浮荡，不能下根，故起则头眩。葵子滑窍而利水，茯苓泻满而渗湿也。

妊娠胎气胀满，脾胃不运，积水郁遏，颇难疏决。葵子寒滑通利，善于开窍而行水，以茯苓泻其满，葵子滑其窍，满消而窍利，然后奔注而下。长于滑胎通乳，消散初起奶痈，以其泻湿燥土，滑利经脉之壅塞也。

瞿麦 味苦，微寒，入足厥阴肝、足太阳膀胱经。利水而开癃闭，泻热而清膀胱。

金匮瓜蒌瞿麦丸（方在瓜蒌）用之，治内有水气，渴而小便不利者，以其通水道而利小便也，又能行血。鳖甲煎丸（方在鳖甲）用之，以清湿热而破血积也。

瞿麦渗利疏通，善行血梗而达木郁，木达而疏泄之令畅，故长于利水。其诸主治，清血淋，通经闭，决痈脓，落胎妊，破血块，消骨鲠，出竹刺，拔箭镞，皆其疏决开宕之力也。

蒲灰 味咸，微寒，入足太阳膀胱经。开膀胱之闭，泻皮肤之水。

金匮蒲灰散 蒲灰半斤，滑石二斤。为散，饮服方寸匕，日三服。治小便不利。以水泛土湿，木郁生热，不能行水，热传己土，而入膀胱，膀胱热涩，小便不利。蒲灰咸寒而开闭涩，滑石淡渗而泻湿热也。

蒲灰咸寒，直走膀胱，而清热涩，利水至捷。

通草 味辛，入足厥阴肝、手少阴心、足太阳膀胱经。行血脉之瘀涩，利水道之淋癃。

伤寒当归四逆汤（方在当归）用之，治厥阴病，手足厥冷，脉细欲绝，以其通经络而开结涩也。

通草疏利壅塞，开通隧道，善下乳汁，而通月水，故能治经络结涩，性尤长于泻水。其诸主治，通经闭，下乳汁，疗黄疸，消水肿，开淋涩，消痈疽，利鼻痈，除心烦。

石韦 味苦，入足太阳膀胱经。清金泻热，利水开癃。

金匮鳖甲煎丸（方在鳖甲）用之，治疟日久，结为癥瘕，以其泻水而消瘀也。

石韦清肺除烦，利水泻湿，专治淋涩之证，并疗崩漏金疮，发背痈肿。

茵陈蒿 味苦，微寒，入足太阴脾、足太阳膀胱经。利水道而泻湿淫，消瘀热而退黄疸。

伤寒茵陈蒿汤 茵陈蒿六两，栀子十四枚，劈，大黄二两。治太阴病，身黄腹满，小便不利者。以己土湿陷，木郁热生，湿热传于膀胱，水窍不开，淫溢经络，郁蒸而发黄色。茵陈利水而除湿，栀子、大黄，泻热而消瘀也。

金匮茵陈五苓散 茵陈蒿末十分，五苓散五分。治病黄疸，茵陈行经而泻湿，五苓利水而开癃也。

茵陈通达经络，渗泄膀胱，性专去湿，故治发黄，并浴疮疥瘙痒之疾。

连翘 味苦，性凉，入足太阴脾、足太阳膀胱经。清丁火而退热，利壬水而泻湿。

伤寒麻黄连翘赤小豆汤 麻黄二两，生姜二两，甘草一两，大枣十二枚，生梓白皮一斤，杏仁四十枚，连翘二两，赤小豆一升。治太阴伤寒，瘀热在里，身必发黄。以太阴湿旺，胃土贼于甲木，肺金刑于相火，木火郁遏，湿化为热，则发黄色。缘肺热则水道不利，湿无泄路，木主五色，入土而化黄也。甘、枣、生姜，补土和中，麻黄泻皮毛之郁，杏仁降肺气之逆，生梓白皮清相火而疏木，连翘、小豆，泻湿热而利水也。

连翘清心泻火，利水开癃，善除郁热之证，尤能行血通经，凉营散结，疗痈疽瘿疬之病，擅消肿排脓之长。

泽漆 味苦，微寒，入足太阳膀胱经。专行水饮，善止咳嗽。

金匮泽漆汤 泽漆三升，半夏半升，白前五两，紫参五两，黄芩三两，人参三两，甘草三两，桂枝三两，生姜五两。治咳而脉沉者。火浮水沉，自然之性，其脉见沉，是有里水。水邪阻格，肺气不降，金受火刑，是以作咳。人参、甘草，补中而培土，生姜、半夏，降逆而驱浊，紫参、白前，清金而破壅，桂枝、黄芩，疏木而泻火，泽漆行其水积也。

泽漆苦寒之性，长于泻水，故能治痰饮阻格之咳。

入药用长流水煎。

赤小豆 味甘，入手太阳小肠、足太阳膀胱经。利水而泻湿热，止血而消痈肿。

金匮赤小豆当归散 赤小豆三升，当归十两。为散，浆水服方寸匕，日三服。治狐惑脓成，脉数心烦，默默欲卧，目赤眦青，汗出能食。以湿旺木郁，郁而生热，湿热淫蒸，肉腐脓化。赤小豆利水而泻湿热，当归养血而排脓秽也。又治先血后便者。以土湿木遏，郁而生风，疏泄不藏，以致便血。其下在大便之先者，是缘肝血之陷漏，其来近也。赤小豆利水而泻湿热，当归养血而清风木也。

伤寒瓜蒂散（方在瓜蒂）用之，治胸有寒瘀，心中痞硬，气冲咽喉，以其涤胸中之湿淫也。

麻黄连翘赤小豆汤（方在连翘）用之，治太阴病，瘀热在里，身必发黄，以其泻经络之湿邪也。

赤小豆利水泻湿，行郁退热，安胎下乳，善治一切痈肿，及诸下血之病。

浸令毛出，曝干用。

防己 味苦、辛，性寒，入足太阴脾、足太阳膀胱经。泻经络之湿邪，逐脏腑之水气。

金匮防己黄芪汤 防己一两，黄芪一两，甘草五钱，白术七钱五分，生姜四两，大枣三枚。服后当如虫行皮中，从腰以下如冰。上下绕被，温令有微汗，差。治风湿脉浮身重，汗出恶风。以汗出当风，开其皮毛，汗液郁遏，不得外泄，浸淫经络，是谓风湿。病在经络，是以脉浮。湿性沉着，是以身重。风性疏泄，是以汗出恶风。术、甘，燥土而补中，黄芪益卫以发表，防己泻腠理之湿邪也。

防己茯苓汤 防己三两，茯苓六两，黄芪三两，桂枝三两，甘草二两。治皮水为病，四肢肿者。水在皮肤，是谓皮水。四肢秉气于脾胃，缘土旺于四季也，水邪侮土，不能行气于四肢，故四肢作肿，聂聂动摇。甘草补土，黄芪、桂枝，宣营卫之郁，防己、茯苓，泻皮肤之水也。

己椒苈黄丸 防己一两，椒目一两，葶苈一两，大黄一两。蜜丸，如梧子大，食前服一丸，日三服。治肠间有水气，腹满，口舌干燥者。水在肠间，阻遏中气，升降不行，是以腹满。防己、椒目，泻湿而行水，葶苈、大黄，浚流而决壅也。

木防己汤 木防己三两，石膏如鸡子大，人参四两，桂枝二两。治膈间支饮，其人喘满，心下痞坚，面色黧黑，脉沉紧者。以土湿胃逆，不能行水，故饮停于胸膈。胃逆而阻胆经之降路，故心下痞坚。胃逆而阻肺气之降路，故胸中喘满。人参、桂枝，补中而疏木，防己、石膏，泻水而清金也。

汉防己泻经络之湿淫，木防己泻脏腑之水邪，凡痰饮内停，湿邪外郁，皮肤黑黄，膀胱热涩，手足挛急，关节肿痛之证，悉宜防己。

海藻 味咸，性寒，入足少阴肾、足太阳膀胱经。利水而泻痰，软坚而消痞。

伤寒牡蛎泽泻散（方在牡蛎）用之，治大病差后，从腰以下有水气者，以其利水而清热涩也。

海藻咸寒下行，走膀胱而通水道，善疗奔豚脚气，气鼓水胀之疾，而软坚化痞，尤为擅长，且凡瘿瘤瘰疬，溃疝癥瘕，一切痈肿坚顽之病皆医。

商陆根 味苦、辛、酸，入足太阳膀胱经。专泻水饮，善消肿胀。

伤寒牡蛎泽泻散（方在牡蛎）用之，治大病差后，从腰以下有水气者，以其泻水而开闭癃也。

商陆根酸苦涌泻，专于利水，功力迅急，与芫、遂、大戟相同，得水更烈，善治水气肿胀之病，神效非常，兼疗痈肿痃癖诸证。

赤者大毒，用白者。鲜根捣汁，服后勿饮水。

葶苈 味苦、辛，性寒，入足太阳膀胱经。破滞气而定喘，泻停水而宁嗽。

金匮葶苈大枣泻肺汤 葶苈捣丸如弹子大，大枣十二枚。治支饮，喘不得息。饮阻肺金下降之路，肺气壅碍，喘不得息。大枣补脾精而保中气，葶苈泻肺壅而决支饮也。又治肺痈，喘不得卧者。以土湿胃逆，浊气痞塞，腐败瘀蒸，化而为脓。肺气阻格，喘不得卧。大枣补脾精而保中气，葶苈破肺壅而排脓秽也。

伤寒大陷胸丸（方在大黄）用之，治太阳结胸，以其开痹塞而泻痰饮也。

葶苈苦寒迅利，行气泻水，决壅塞而排痰饮，破凝瘀而通经脉，凡停痰宿水，嗽喘肿胀之病，甚奏奇功，月闭经阻，夜热毛蒸之疾，亦有捷效。

芫花 味苦、辛，入足太阳膀胱经。性专泻水，力能止利。

伤寒小青龙汤（方在麻黄）治太阳伤寒，心下有水气。若微利者，去麻黄，加芫花如鸡子大，熬令赤色，水旺土湿则利作，芫花泻水而止利也。

金匮十枣汤（方在大枣）用之，治心胁痞痛，下利呕逆者，治悬饮内痛，脉沉而弦者，以其破壅塞而泻饮也。

芫花破气泻水，逐饮涤痰，止喘嗽而化癥瘕，消痈肿而平疮疥，善杀虫鱼，妙枯瘤痔，牙痛头秃之病，皆有奇功。

甘遂 味苦，性寒，入足太阳膀胱经。善泻积水，能驱宿物。

金匮甘遂半夏汤 甘遂大者三枚，半夏十二枚，芍药五枚，甘草指大一枚。水二升，煮半升，入蜜半升，煎八合，顿服。治留饮欲去，心下坚满，脉伏，自利反快者。心下坚满，脉气沉伏，是有留饮。忽而自利反快，是水饮下行，渍于肠胃也。甘遂、半夏，泻水而涤饮，甘草、芍药，培土而泻木，蜂蜜滑大肠而行水也。

伤寒大陷胸汤（方在大黄）用之，治结胸热实，烦躁懊侬者，十枣汤（方在大枣）用之治心胁痞痛，下利呕逆者，治悬饮内痛，脉沉而弦者。大黄甘遂汤（方在大黄）用之，治水与血结在血室者，皆以其破壅而泻痰饮也。

甘遂苦寒迅利，专决积水，凡宿痰留饮，经腑停瘀，皮肤肿胀，便尿阻涩之证，一泻而下，其力甚捷，并下癥瘕积聚，一切陈郁之物。

大戟 味苦，性寒，入足太阳膀胱经。泻水饮之停留，通经脉之瘀涩。

金匮十枣汤（方在大枣）用之，治心胁痞痛，下利呕逆者，治悬饮内痛，脉沉而弦者，以其破结而驱饮也。

大戟破气泻水，兼化老血癥瘀，通经脉结闭，散颈腋痈肿，洗脚气肿痛之病，胥有捷效。

滑石 味苦，微寒，入足太阳膀胱经。清膀胱之湿热，通水道之淋涩。

金匮滑石白鱼散 滑石一斤，白鱼一斤，乱髪一斤。为散，饮服方寸匕。治小便不利。以膀胱湿热，水道不通。滑石渗湿而泻热，白鱼、发灰，利水而开癃也。

滑石代赭汤 滑石三两，代赭石如鸡子大，百合七枚。治百合病，下后者。下伤中气，湿动胃逆，肺郁生热。滑石利水而泻湿，百合、代赭，清金而降逆也。

伤寒猪苓汤（方在猪苓）用之，治脉浮发热者，渴欲饮水，小便不利者，以其渗膀胱而泻湿热也。金匮蒲灰散（方在蒲灰）用之治皮水为病，四肢肿满者，以其泻经络之水也，治小便不利者，以其泻膀胱之湿也。百合滑石散（方在百合）用之，治百合病，变发热者，以其利水而泻湿也。

滑石甘寒，渗泻水湿，滑窍隧而开凝郁，清膀胱而通淋涩，善治黄疸，水肿，前阴闭癃之证。

戎盐 味咸，微寒，入足太阳

膀胱经。清膀胱而泻热，开癃闭而利水。

金匮茯苓戎盐汤 茯苓半斤，戎盐弹丸大，白术二两。治小便不利。以其土湿，则水道不利。术、苓，燥土而泻湿，戎盐利水而泻热也。

戎盐咸寒之性，直走膀胱，而清瘀热，长于利水。其诸主治，能止吐血、尿血、齿舌诸血，以咸走血而性清降也。

味咸而甘，入药殊胜食盐之苦，即青盐也。

硝石 味咸、苦，性寒，入足太阳膀胱、足太阴脾经。清己土而退热，利壬水而泻湿。

金匮硝矾散 硝石、矾石等分。为散，大麦粥汁合服方寸匕。病从大小便去，大便黑，小便黄。治女劳黑疸，日晡发热，而反恶寒，足下热，膀胱急，少腹满，其腹如水状，身尽黄，额上黑，因作黑疸，大便黑，时溏。以女劳泻其肾阳，久而水寒土湿，乙木遏陷，郁生下热，攻逼己土，己土受之，湿亦化热，以其湿热传于膀胱，而木郁不能疏泄，故小便黄涩而不利。一感风邪，泻其卫气，卫气愈泻而愈敛，皮毛遂闭，膀胱瘀热，下不能泄而表不能达，因而淫溢经络，熏蒸肌肤，而发黄色。乙木陷于壬水，积郁莫散，则少腹胀满而膀胱迫急。日晡土旺之时，湿盛热发而木郁阳陷，故足下常热而身反恶寒。太阳膀胱之经，自目之内眦上额交颠，经气上逆，故额见黑色。久而土负水胜，黄化而黑，因成黑疸。谷渣不从土化而从水化，因而大便亦黑，水从脾胃而侮土，则大便黑。土传膀胱而克水，则小便黄。总之，皆由于木邪，以肝主五色，入肾为黑，入脾为黄也。硝石咸苦，清热瘀而泻木，矾石酸涩，收湿淫而泻水也。

水中土木之郁，泻于小便，故其色黄，土中水木之郁，泻于大便，故其色黑。黑疸水陆瘀涩，隧路梗阻，硝石咸寒之性，直达下脘，利水路而泻谷道，合之矾石涤荡郁陈，注于二便，腐败扫除，正气清通，继以补中养火之剂，垂尽之命，可以再延也。

大黄硝石汤（方在大黄） 治黄疸腹满，小便不利，用之以清膀胱之湿热也。

硝石，扫地霜熬成，在上者，锋芒细白，是谓芒硝，水底成块者，谓之硝石。其性重浊下行，善于利水泻热，消瘀化腐，故能医黄疸之疾。

芒硝 味咸、苦、辛，性寒，入手少阴心、足太阳膀胱经。泻火而退燔蒸，利水而通淋沥。

伤寒柴胡加芒硝汤 柴胡半斤，黄芩三两，半夏半升，人参三两，甘草三两，大枣十二枚，生姜三两，芒硝六两。治少阳伤寒，十三日不解，胸胁满而呕，日晡所发潮热，已而微利者。伤寒之证，六日经尽当解，自能汗愈，迟者十二日再经解矣。若十三日不解，已过再经之期，此非入脏，即是入腑，必不在经中也。其胸胁痞满，而作呕吐，是少阳经证。日晡所发潮热，已而微利者，是阳明腑证。以少阳之经，循胸胁而走足，经病而侵胃腑，胃腑被逼，逆而上行，阻格少阳下降之路，二气壅塞，故胸胁痞满。胃腑郁迫，故水谷莫容，而生呕利。少阳以甲木而化相火，传于戊土，则胃腑生热，阳明以戊土而化燥金，日晡土金旺相之时，故腑热应期，发如潮信。经腑双病，此本大柴胡证，外解其经而内下其腑，一定之法，乃已曾用丸药下过，缓不及事，而又遗其经证，是以犹见微利，宜先以小柴胡解其经病，后以柴胡而加芒硝，清其腑热，缘已服丸药，无须用大黄也。

金匮木防己去石膏加茯苓芒硝汤 木防己三两，人参四两，桂枝二两，茯苓四两，芒硝三合。治支饮在胸，喘满，心下痞坚，面黧黑，脉沉，服木防己汤，三日复发，复与不愈者。以土湿木郁，而生下热去石膏之清上，加茯苓以泻湿，芒硝以清热也。

伤寒大承气汤（方在大黄）用之，治阳明病，胃热便难，所以泻阳明之燥热也。大陷胸汤（方在大黄）用之，治太阳病结胸，所以泻胸膈之湿热也。金匮大黄牡丹皮汤（方在大黄）用之，治肠痈脓成，脉洪数者，所以泻肠中之瘀热也。

芒硝咸苦大寒，下清血分，泻火救焚，软坚破积，利水道而通淋涩，利谷道而开结闭，结热瘀蒸，非此不退，宿痰老血，非此不消，寒泻之力，诸药不及。

赤硝 味咸、苦，入足厥阴肝、足太阳膀胱经。软坚破积，化癖消癥。

金匮鳖甲煎丸（方在鳖甲）用之，治久疟结为癥瘕，以其破瘀而消癥也。

赤硝即朴硝之赤者，凡斥卤之地，咸水之旁，咸气浸淫，土上生霜，有白有赤有黄，本草所谓清白者佳，黄者伤人，赤者杀人，性烈故也。其清热软坚，消块化积，亦同诸硝，而迅利过之。

矾石 味酸，涩，微寒，入足太阴脾、足太阳膀胱经。善收湿淫，最化瘀浊，黑疸可消，白带能除。

金匮矾石丸 矾石三分，烧，杏仁一分。炼蜜丸枣核大，内脏中。治妇人带下，经水闭不利，脏坚癖不止，中有干血，下白物。以干血结瘀，脏中癖硬，阻碍经脉下行之路，以致经水闭涩不利。血瘀因于木陷，木陷因于土湿，湿土遏抑，木气不达，故经水不利。木陷于水，愈郁而愈欲泄，癸水不能封蛰，精液溢流，故下白物。矾石化败血而消痞硬，收湿淫而敛精液，杏仁破其郁陷之滞气也。

硝矾散（方在硝石） 治女劳黑疸，以其燥湿而利水也。

千金矾石汤 矾石二两。浆水一斗五升，煎，浸脚气。治脚气冲心，以其燥湿也。

矾石酸涩燥烈，最收湿气，而化瘀腐，善吐下老痰宿饮。缘痰涎凝结，黏滞于上下窍隧之间，牢不可动，矾石搜罗而扫荡之，离根失据，脏腑不容，高者自吐，低者自下，实非吐下之物也。其善治痈疽者，以中气未败，痈疽外发，肉腐脓泄而新肌生长，自无余事。阳衰土湿，中气颓败，痈疽不能外发，内陷而伤腑脏，是以死也，矾石收脏腑之水湿，土燥而气达，是以愈也。

煅枯，研细用。

云母 味甘，入足少阳胆、足太阳膀胱经。利水泻湿，消痰除疟。

金匮蜀漆散（方在蜀漆）用之，治牝疟多寒，以其泻湿而行痰也。

疟以寒湿之邪，结于少阳之经，与淋沥之证，皆缘土湿而阳陷，云母泻湿行痰，故治牝疟而除淋沥。

白鱼 味甘，入足太阳膀胱经。善行水道，最通淋涩。

金匮滑石白鱼散（方在滑石）

用之，治小便不利，以其利水也。

文蛤 味咸，微寒，入手太阴肺、足太阳膀胱经。清金除烦，利水泻湿。

伤寒文蛤散 文蛤。为散，沸汤和服方寸匕。治太阳中风，应以汗解，反以冷水潠灌，经热被却而不得去，弥更益烦，肉上起粟，意欲饮水，反不渴者。表病不以汗解，反以冷水闭其皮毛，经热莫泻，烦躁弥增。卫郁欲发，升于汗孔，冲突皮肤，凝起如粟。烦热郁隆，意欲饮水，而热在经络，非在脏腑，则反不觉渴。是其己土必当湿旺，若使非湿，表郁燥动，未有不渴者。文蛤除烦而泻湿也。《金匮》治渴欲饮水不止者。以湿土堙郁，乙木不得升泄，则膀胱热癃，辛金不得降敛，则胸膈烦渴。文蛤清金而泻水也。

文蛤汤 文蛤五两，石膏五两，生姜三两，杏仁五十枚，麻黄三两，甘草三两，大枣十二枚。温服一升，汗出即愈。治吐后渴欲得水，而贪饮者。以水饮既吐，胃气上逆，肺金格郁，刑于相火，是以渴而贪饮。甘草、大枣，补土而益精，石膏、文蛤，清金而泻湿，杏、姜，破壅而降逆，麻黄发表而达郁也。

文蛤咸寒，清金利水，解渴除烦，化痰止嗽，软坚消痞，是其所长，兼医痔疮鼠瘘、胸痹腰疼、鼻口疳蚀、便溺血脱之证。

煅粉，研细用。

鸡屎白 微寒，入足太阳膀胱经。利水而泻湿，达木而舒筋。

金匮鸡屎白散 鸡屎白。为散，水服方寸匕。治转筋为病，臂脚直，脉上下，微弦，转筋入腹。筋司于肝，水寒土湿，肝木不舒，筋脉挛缩，则病转筋。鸡屎白利水道而泻湿寒，则木达而筋舒也。

《素问·腹中论》：有病心腹满，旦食则不能暮食，名为鼓胀，治之以鸡矢醴，一剂知，二剂已。

其性神于泻水，一切淋沥黄疸之证皆医，兼能化瘀破结，善磨癥瘕而消痈肿，敷瘰疬而涂鼠瘘。

白鸡者良，腊月收之。

猪膏 味甘，微寒，入足太阳膀胱经。利水泻湿，滑窍行瘀。

金匮猪膏髮煎 猪膏半斤，乱髮鸡子大三枚。膏中煎之，髮消药成，分，再服，病从小便去。治诸黄。以土湿木陷，郁生下热，传于膀胱，膀胱闭癃，湿热熏蒸，随经逆上，侵于肌肤，则病黄疸。猪膏利水而清热，髪灰泻湿而消瘀也。又治妇人阴吹。以土湿木陷，谷道郁塞，胃中浊气，不得后泄，故自前窍，喧吹而下。猪膏利水而滑大肠，发泻湿而通膀胱也。

猪膏利水滑肠，善通大小二便，治水肿、带下之证。

乱发 味苦，入足太阳膀胱、足厥阴肝经。利水通淋，泻湿行瘀。

金匮猪膏发煎（方在猪膏）用之，治诸黄疸，及女子阴吹，以其泻湿而行滞也。滑石白鱼散（方在滑石）用之，治小便不利，以其利水而通淋也。

发灰长于利水而善行血瘀，能止上下九窍之血，消一切痈肿，通女子经闭。童女髪灰，治梦遗最神。

烧灰存性，研细用。

人尿 味咸，气臊，性寒，入手少阴心经。清心泻火，退热除烦。

伤寒白通加猪胆汁汤（方在猪胆汁）用之，治少阴病，下利，厥逆无脉，干呕烦者。以手足少阴，水火同居，少阴经病，水火不交，癸水下旺，丁火上炎，是以烦生。猪胆汁清相火而止呕，人尿清君火而除烦也。

水曰润下，润下作咸，水入膀胱，下从寒水化气，是以咸寒而清火，除烦而泻热。性能止血，而寒泻脾阳，不宜中虚家。

用童子小便清白者。

裈裆灰 味苦，入足少阴肾、足太阳膀胱经。泻壬水之湿寒，疗阴阳之交易。

伤寒烧裈散 裈裆中近隐处剪烧灰，阴阳水服方寸匕，日三服。小便即利，阴头微肿，则愈。男用女者，女用男者。治伤寒阴阳易病，身体重，少气，少腹满，里急，或阴中筋挛，热上冲胸，头重不能举，眼中生花，膝胫拘急者。以伤寒之病，坎阳发泄，肌肤热蒸，而阴精自寒。大病新愈，遽与人交，以其阴寒，传之于人，寒邪内入，直走命门，水寒木枯，筋脉紧急。缘肝主筋，筋聚于前阴而属于关节，故阴器与膝胫皆挛。裈裆灰利水道而泻阴邪也。

裈裆受前阴之熏染，同类相招，善引阴邪，而通小便，故治阴阳易病，兼医女劳黄疸之病。

黄连 味苦，性寒，入手少阴心经。清心退热，泻火除烦。

伤寒黄连汤 黄连三两，桂枝三两，甘草三两，干姜三两，人参二两，大枣十二枚，半夏半升。治太阴伤寒，胸中有热，胃中有邪气，腹中痛，欲呕吐者。以中气虚寒，木邪克土，脾陷而贼于乙木，故腹中痛，胃逆而贼于甲木，故欲呕吐。君火不降，故胸中有热。姜、甘、参、枣，温中而补土，桂枝达乙木而止疼，半夏降戊土而止呕，黄连清君火而泻热也。

黄连阿胶汤 黄连四两，黄芩一两，芍药二两，阿胶三两，鸡子黄二枚。水五升，煎二升，去滓，入胶，消化，内鸡子黄，搅，温分三服。治少阴病，心烦不得卧。少阴水火同经，水胜则火负，火胜则水负。火本不胜水，其所以胜者，火旺而土燥也。君火下蛰，则心清而善寐，君火上亢，则心烦而不卧。缘坎水根于离阴，燥土克水，消耗心液，神宇不清，是以生烦。黄连清君火而除烦，芩、芍，清相火而泻热，阿胶、鸡子黄，补脾精而滋燥土也。

金匮黄连粉 黄连，研末，水调服。治浸淫疮。以土湿火升，郁生上热，湿热浸淫，结为毒疮。从口而走四肢则生，从四肢而入口则死。黄连泻湿热之浸淫也。

伤寒大黄黄连泻心汤（方在大黄），治太阳伤寒，误下成痞。附子泻心汤（方在附子）治心下痞硬，恶寒汗出。甘草泻心汤（方在甘草），治心下痞硬，干呕心烦。生姜泻心汤（方在生姜），治心下痞硬，干噫食臭。半夏泻心汤（方在半夏），治少阳伤寒，心下痞满。葛根黄连黄芩汤（方在葛根），治中风下后，喘而汗出。干姜芩连人参汤（方在干姜）治厥阴吐下后，食入即吐。小陷胸汤（方在栝蒌），治小结胸，脉浮滑者。白头翁汤（方在白头翁），治厥阴下利，热渴饮水者。乌梅丸（方在乌梅），治厥阴蛔厥，心中疼热，皆用之，以其泻心君之火也。

火蛰于土，土燥则火降而神清，土湿则火升而心烦，黄连苦寒，泻心火而除烦热，君火不降，湿热烦郁者宜之。土生于火，火旺则土燥，火衰则土湿，凡太阴之湿，皆君火之虚也，虚而不降，则升炎而上盛，其上愈盛，其下愈虚，当其上盛之时，即其下虚之会，故仲景黄连清上诸方，多与温中暖下之药并用，此一定之法也。凡泻火清心之药，必用黄连，切当中病即止，不可过剂，过则中下寒生，上热愈甚。庸工不解，以为久服黄连，反从火化，真可笑也。

朱砂 味甘，微寒，入手少阴心经。善安神魂，能止惊悸。

金匮赤丸 茯苓四两，半夏四两，乌头二两，细辛一两。研末，炼蜜丸，朱砂为衣，麻子大，酒下三丸。治寒气厥逆。以火虚土败，不能温水，寒水上凌，直犯心君。茯苓、乌头，泻水而逐寒邪，半夏、细辛，降逆而驱浊阴，朱砂镇心君而护宫城也。

朱砂降摄心神，镇安浮荡，善医惊悸之证。赤丸用之，取其保护君主，以胜阴邪也。

牡蛎 味咸，微寒，性涩，入手少阴心、足少阴肾经。降胆气而消痞，敛心神而止惊。

伤寒牡蛎泽泻散 牡蛎、泽泻、海藻、蜀漆、葶苈、商陆根、栝蒌根等分。为散，白饮和服方寸匕。小便利，止服。治大病差后，从腰以下有水气者。大病新瘥，汗下伤中，之后脾阳未复，不能行水，从腰以下，渐有水气。牡蛎、栝蒌，清金而泻湿，蜀漆、海藻，排饮而消痰，泽泻、葶苈、商陆，决州都而泻积水也。

伤寒小柴胡汤（方在柴胡）治少阳伤寒，胁下痞硬，去大枣，加牡蛎，以其软坚而消痞也。

柴胡桂枝干姜汤（方在干姜）用之，治少阳伤寒，汗下后胸胁满结者，以其化结而消满也。金匮栝蒌牡蛎散（方在栝蒌）用之，治百合病，渴不差者，以其凉金而泻热也。白术散（方在白术）用之，养妊娠胎气，以其消瘀而除烦也。

金匮桂枝龙骨牡蛎汤、伤寒桂枝甘草龙骨牡蛎汤、桂枝去芍药加蜀漆龙骨牡蛎汤、柴胡加龙骨牡蛎汤（诸方并在龙骨），皆用之，以其敛神而止惊也。

牡蛎咸寒降涩，秘精敛神，清金泻热，安神魂而保精液，凡心悸神惊，遗精盗汗之证皆医，崩中带下，便滑尿数之病俱疗。善消胸胁痞热，缘少阳之经，逆而不降，则胸胁硬满，而生瘀热，牡蛎降摄君相之火，甲木下行，经气松畅，硬满自消。一切痰血癥瘕，瘿瘤瘰疬之类，得之则化，软坚消痞，功力独绝。粉身止汗最良。

煅粉，研细用。

龙骨 味咸，微寒，性涩，入手少阴心、足少阴肾、足厥阴肝、足少阳胆经。敛神魂而定惊悸，保精血而收滑脱。

金匮桂枝龙骨牡蛎汤 桂枝三两，芍药三两，甘草二两，生姜三两，大枣十二枚，龙骨二两，牡蛎三两。治虚劳，失精血，少腹弦急，阴头寒，目眩髮落，脉得芤动微紧虚迟者。凡芤动微紧虚迟之脉，是谓清谷亡血失精之诊，男子得之，则为失精，女子得之，则为梦交，以水寒土湿，风木疏泄，精血失藏故也。相火升泄，则目眩发落。风木郁陷，则少腹弦急。桂枝、芍药，达木郁而清风燥，甘、枣、生姜，补脾精而调中气，龙骨、牡蛎，敛精血之失亡也。

伤寒桂枝甘草龙骨牡蛎汤 桂枝一两，甘草二两，龙骨二两，牡蛎二两。治太阳伤寒，火逆，下后，因烧针烦躁者。火逆之证，下之亡其里阳，又复烧针发汗，亡其表阳，神气离根，因至烦躁不安。桂枝、甘草，疏木郁而培中宫，龙骨、牡蛎，敛神气而除烦躁也。

桂枝去芍药加蜀漆龙骨牡蛎汤

桂枝三两，甘草二两，大枣二两，生姜三两，龙骨四两，蜀漆三两，牡蛎五两。治太阳伤寒，脉浮，火劫亡阳，惊狂，起卧而不安者。以火逼汗多，因致阳亡。君火飞腾，神魂失根，是以惊生。浊阴上逆，迷失心宫，是以狂作。龙骨、牡蛎，敛神魂而止惊，加蜀漆以吐瘀浊，去芍药之泻阳气也。

柴胡加龙骨牡蛎汤 柴胡四两，半夏二合，人参两半，大枣六枚，生姜两半，牡蛎二两半，桂枝两半，茯苓两半，铅丹两半，大黄一两，龙骨两半。治少阳伤寒，下后胸满烦惊谵语，小便不利，一身尽重，不可转侧者。以下败里阳，胆气拔根，是以惊生。甲木逆冲，是以胸满。相火升炎，故心烦而语妄。水泛土湿，故身重而便癃。大枣、参、苓，补土而泻水，大黄、柴、桂，泻火而疏木，生姜、半夏，下冲而降浊，龙骨、牡蛎、铅丹，敛魂而镇逆也。

龙骨蛰藏闭涩之性，保摄精神，安惊悸而敛疏泄，凡带浊遗泄，崩漏吐衄，一切失精亡血之证皆医，断鬼交，止盗汗，除多梦，敛疮口，涩肠滑，收肛脱。

白者佳，煅，研细用。

附子 味辛、咸、苦，温，入足太阴脾、足少阴肾经。暖水燥土，泻湿除寒，走中宫而温脾，入下焦而暖肾，补垂绝之火种，续将断之阳根，治手足厥冷，开脏腑阴滞，定腰腹之疼痛，舒踝膝之挛拘，通经脉之寒瘀，消疝瘕之冷结，降浊阴逆上，能回哕噫，提清阳下陷，善止胀满。

伤寒附子汤 附子二枚，茯苓三两，白术四两，人参二两，芍药二两。治少阴病，身体疼，骨节痛，手足寒，脉沉者。以少阴水旺，阴凝气滞，故骨节疼痛。寒水侮土，脾胃不能温养四肢，故手足厥冷。水寒木陷，故脉沉细。参、术、茯苓，培土而泻水，芍药清乙木之风，附子温癸水之寒也。《金匮》治妊娠六七月，子脏开，脉弦发热，其胎愈胀，腹痛恶寒，少腹如扇。以水寒木郁，陷而生风，故少腹如扇，子脏开张。阳气下陷，是以发热恶寒。脾土被克，气滞不通，是以腹痛胎胀。参、术、茯苓，培土泻湿，芍药清其风木，附子温其水寒也。

伤寒桂枝加附子汤 桂枝三两，芍药三两，甘草二两，生姜三两，附子一枚，炮去皮，破八片，焙焦，大枣十二枚。治太阳中风，发汗，遂漏不止，恶风，小便难，四肢微急，难以屈伸者。以表阳汗泄，卫虚失敛，是以汗漏不止。木郁不能行水，是以小便不利。桂枝疏肝木之郁陷，芍药敛风气之疏泄，甘、枣、生姜，补土而和中气，附子暖水以益阳根也。

附子泻心汤 附子一枚，大黄二两，黄连一两，黄芩一两。治太阳伤寒，下后心下痞硬，而复恶寒汗出者。以下伤中气，升降倒行，胆胃俱逆，胃口填塞，故心下痞硬。君相二火，离根上腾，故下寒上热。上热熏蒸，是以汗出。大黄泻胃土之逆，黄连泻心火之逆，黄芩泻胆火之逆，附子温癸水之寒也。

金匮桂枝附子汤 桂枝四两，甘草二两，生姜三两，大枣十二枚，附子三枚、炮去皮脐。治风湿相抟，骨节疼痛，不呕不渴，小便不利。以水寒土湿，木气下郁，不能疏泄水道。姜、甘、大枣，和中补土，桂枝疏乙木之郁，附子温癸水之寒也。

伤寒四逆汤（方在甘草），真武汤（方在茯苓），茯药甘草附子汤（方在芍药），甘草附子汤（方在甘草），干姜附子汤（方在干姜），大黄附子汤（方在大黄），金匮黄土汤（方在黄土），附子粳米汤（方在粳米），肾气丸（方在地黄），瓜蒌瞿麦丸（方在瓜蒌），乌头赤石脂丸（方在乌头），薏苡附子败酱散（方在薏苡），诸方亦皆用之，以温脾肾之寒也。

伤寒小青龙汤（方在麻黄）　治太阳伤寒，心下有水气，若噎者，去麻黄，加附子一枚，水寒土湿，胃气上逆则为噎，附子温胃而降逆也。

四逆散（方在甘草）　治少阴病，四逆，腹中痛者，加附子一枚。水寒木郁，贼伤己土则腹痛，加附子暖水而生木也。

理中丸（方在人参）　治霍乱吐利，腹满者，去术，加附子，水泛土湿，贼于乙木则为满，附子暖水而燥土也。

金匮竹叶汤（方在竹叶）　治产后中风，颈项强，用大附子一枚，破之如豆大，太阳行身之背，自头下项，寒水上逆，则颈项强，附子暖水而降逆也。

阴阳之理，彼此互根，阴降而化水，而坎水之中，已胎阳气，阳升而化火，而离火之中，已含阴精。水根在离，故丙火下降，而化壬水，火根在坎，故癸水上升，而化丁火。癸水化火，阴升而化阳也，是以丁癸同经而手少阴以君火主令，丙火化水，阳降而化阴也，是以壬丙共气而足太阳以寒水司权。阴阳交济，水火互根，此下之所以不寒而上之所以不热也。水火不交，则热生于上而寒生于下。病在上下，而实缘于中气之败。土者，水火之中气也，戊土不降，故火不交水而病上热，己土不升，故水不交火而病下寒。升降之倒行者，火衰水胜而土湿也。火盛而土燥，则水枯而病实热，阳明承气之证是也。承气之证少，真武之证多，以水易盛而火易衰，燥易消而湿易长。火衰土湿，丁火奔腾而癸水泛滥，是以寒盛于中下也。

盖火不胜水，自然之理，所恃者，壮盛之时，生土以制之，至其渐衰，母虚子弱，火土俱亏，土无制水之权，而火处必败之势，寒水上凌，遂得灭火而侮土。火复而土苏则生，火灭而土崩则死。人之死也，死于火土两败而水胜也，是以附子、真武、四逆诸方，悉火土双补，以胜寒水。仲景先师之意，后世庸工，不能解也。附子沉重下行，走太阴而暖脾土，入少阴而温肾水，肾水温则君火归根，上热自清。补益阳根之药，无以易此。

相火者，君火之佐也，君行则臣从，足少阳以甲木而化相火，随君火下行，而交癸水。癸水之温者，相火之下秘也，君火不藏，则相火亦泄，君相皆腾，是以上热。而上热之剧者，则全缘于相火，相火之性，暴烈迅急，非同君火之温和也。人之神宁而魂安者，二火之归根也，君火飞则心悬而神悸，相火飘则胆破而魂惊，故虚劳内伤之证，必生惊悸，其原因水寒土湿而二火不归故也。庸工以为血虚，而用清润之药，诸如归脾、补心之方，误世多矣。当以附子暖水，使君相二火归根坎府，神魂自安。但欲调水火，必先治土，非用补土养中、燥湿降逆之味，附子不能独奏奇功也。惟惊悸年深，寒块凝结，少腹硬满，已成奔豚者，莫用附子，用之药不胜病，反为大害。当以桂、附、椒、姜，研熨脐下，积寒消化，用之乃受。凡内伤虚劳，以及各门杂病，皆缘中气不足，水旺火奔，下寒上热，未有下热者。下寒若盛，即宜附子暖癸水而敛丁火，绝有奇功。至于伤寒三阴之证，更为相宜也。其下热而不宜附子者，水寒土湿而木陷也。生气不足，故抑郁而生下热，下热虽生，而病本仍是湿寒。如崩漏遗带，淋癃痔瘘，黑疸气鼓之证，悉木郁下热之证，但事清肝润燥，而寒湿愈增，则木愈郁而热愈盛。法宜于姜、甘、苓、术之内，副以清风疏木之品，郁热一除，即以附子温其下焦，十有九宜，但法有工拙，时有早晚耳。

纸包数层，水湿，火中灰埋，煨熟，去皮脐，切片，砂锅隔纸焙焦用，勿令黑。庸工用童便、甘草水浸，日久全是渣滓，毫无辣味，可谓无知妄作之至矣。

乌头 味辛、苦，温，入足厥阴肝、足少阴肾经。开关节而去湿寒，通经络而逐冷痹，消腿膝肿疼，除心腹痞痛，治寒疝最良，疗脚气绝佳。

金匮乌头汤 乌头五枚，麻黄三两，甘草三两，黄芪三两，芍药三两。治历节肿疼，不可屈伸。以湿寒浸淫，流注关节，经络郁阻，故作肿痛。甘草培土，芍药清肝，黄芪行其卫气，麻黄通其经脉，乌头去其湿寒也。

乌头赤石脂丸 乌头一分，炮，蜀椒一分，干姜一两，附子半两，赤石脂一两。治心痛彻背，背痛彻心。以寒邪冲逆，凌逼宫城。赤石脂保其心君，乌、附、椒、姜，驱逐其寒邪也。

大乌头煎 大乌头五枚。水三升，煎一升，去滓，入蜜二斤，煎令水老。治寒疝，脐痛腹满，手足厥冷。以水寒木郁，不得发越，阴邪凝结，冲突作痛。乌头破寒气之凝，蜜煎润风木之燥也。

乌头桂枝汤 乌头三枚，桂枝三两，芍药三两，甘草二两，生姜三两，大枣十二枚。蜜二升，煎乌头，减半，去滓，以桂枝汤五合，煎一升。治寒疝腹痛。以肝肾寒邪，同犯脾土。桂枝补土疏木，乌头破其寒凝也。

赤丸（方在朱砂）用之，治寒气厥逆，以其驱寒而降逆也。

乌头温燥下行，其性疏利迅速，开通关膝，驱逐寒湿之力甚捷，凡历节脚气，寒疝冷积，心腹疼痛之类，并有良功。

制同附子。蜜煎，取汁用。

蛇床子 味苦、辛，微温，入足太阴脾、足厥阴肝、足少阴肾经。暖补命门，温养子宫，兴丈夫玉麈痿弱，除女子玉门寒冷。

金匮蛇床子散 蛇床子。为末，以米白粉少许，和合如枣核大，绵裹，纳之，自温。治妇人阴寒。蛇床子温肝而暖肾，燥湿而去寒也。

蛇床子温燥水土，暖补肾肝，壮阳宜子，男女皆良。疗前阴寒湿肿痛，理下部冷痹酸疼，断赤白带下，收溲尿遗失，浴疥癣痂癞，熏痔漏顽疮，打扑、惊痫、脱肛、脱阴并效，漱牙痛，吹听耳，浴男子阳痿绝佳。

去壳取仁，微研用。作浴汤，生用。

玉楸药解

玉楸药解·自叙

昔神农解药，黄帝传医，仲景先生继农黄立法，圣作明述，于是焉备。

癸酉仲春，既解长沙药性，而仲景未用之药，散在后世本草，数百千载，狂生下士，昧昧用之，以毒兆民。农黄以往，仲景云徂，后之作者，谁复知医解药，诸家本草，率皆孟浪之谈。明·李时珍修《纲目》，博引庸工讹谬之论，杂以小说、稗官、仙经、梵志，荒唐无稽，背驰圣明作述之义几千里矣！玉楸子悲忆昔人，怆念来者，甲戌三月，成《伤寒说意》，五月成《素灵微蕴》，六月复作《玉楸药解》，八月癸丑告成，此愚书之第八部也。

萧萧古寺，落落荒斋，感岁月之已晚，伤春秋之欲暮。当伯玉知非之时，值孔子学《易》之秋，事与之判，年与之齐，慨世短而心长，念身微而愁剧。虽然，子长作《史》，子云草《玄》，固当牢骚于创始之日，亦必愉快于勒成之时者。志励丁年，书竣苍首，十仞作井，一篑成山，此亦烟岚著书之士，最为破涕而笑者也。

呜呼！有一代之功业，有千秋之勋猷，任兼将相，望重国家，宣沙漠之雄威，驰丹青之良誉。荣则荣矣，无何而古墓为田，松柏成薪，丰碑已断，绿字无存，传观故实，不能考其姓名，远综先典，莫或搜其轶事。念沧桑之更变，叹陵谷之迁移，其间宏才远略，丰功伟烈，生而光显，没而泯灭者，不知几何？三不朽事业，殊不在是，与其收功臣之带砺，享良相之茅土，不如永日啸歌，逍遥于黄叶青山下也。

甲戌八月甲寅东莱都昌黄元御撰

目 录

玉楸药解·卷一

草　部

苍术　味甘、微辛，入足太阴脾、足阳明胃经。燥土利水，泻饮消痰，开郁去满，化癖除癥，理吞吐酸腐，辟山川瘴疠，起筋骨之痿软，回溲溺之混浊。

白术守而不走，苍术走而不守，故白术善补，苍术善行。其消食纳谷，止呕住泄，亦同白术，而泻水开郁，则苍术独长。盖木为青龙，因己土而变色，金为白虎，缘戊土而化形，白术入胃，其性静专，故长于守，苍术入脾，其性动荡，故长于行，入胃则兼达辛金而降浊，入脾则并走乙木而达郁。白术之止渴生津者，土燥而金清也，苍术之除酸而去腐者，土燥而木荣也。白术偏入戊土，则纳粟之功多，苍术偏入己土，则消谷之力旺，己土健则清升而浊降，戊土健则浊降而清亦升，然自此而达彼者，兼及之力也，后彼而先此者，专效之能也，若是脾胃双医，则宜苍术、白术并用。

茅山者佳，制同白术。

新制双术法列下：选于茅二术坚实肥鲜者各一斤，别器泔浸，换水，令润透，去皮，切片，晒用。黄芪、沙参、生姜、半夏各八两，煎浓汁，浸白术。大枣、龙眼、砂仁各八两，煎浓汁，浸苍术。各用磁盘，隔布铺盖湿米，砂锅蒸透，晒干。再浸再蒸，汁尽而止。量加暖水温中之品合煎，久饵实能延年却老。

戊己转运，水火交济，环铅聚汞之理，医家不解，妄以滋阴之药，促命夭年，甚可恨也！黄土炒白术，芝麻炒苍术，无知妄作，不通之极！

黄精　味甘，入足太阴脾、足

阳明胃经。补脾胃之精，润心肺之燥。

黄精滋润醇浓，善补脾精，不生胃气，未能益燥，但可助湿，上动胃逆，浊气充塞，故多服头痛，湿旺者不宜。《本草》轻身延年之论，未可尽信也。

砂锅蒸，晒用。

钩吻即野葛，形似黄精，杀人！

益智仁 味辛，气温，入足太阴脾、足阳明胃经。和中调气，燥湿温寒，遗精与淋浊俱疗，吐血与崩漏兼医。

凡男子遗精淋浊，女子带下崩漏，皆水寒土湿，肝脾郁陷之故。总之，木郁亦生下热，而热究不在脾胃，庸工谓其相火之旺，胡说极矣！其脾胃上逆，则病吐血，往往紫黑成碗，终损性命。益智仁温燥湿寒，运行郁结，戊己旋转，金木升降，故治诸证。然非泻水补火，培土养中之药，未能独奏奇功。

去壳，炒，研。消食亦良。

草豆蔻 味辛，气温，入足太阴脾、足阳明胃经。燥湿调中，运行郁浊，善磨饮食，能驱痰饮，治胃口寒湿作痛，疗腹中腐败成积，泄秽吞酸俱效，蛮烟瘴疠皆医，痎疟堪疗，霍乱可愈，反胃噎膈之佳药，呕吐泄利之良品，化鱼肉停留，断赤白带下。

草豆蔻调和脾胃，温燥寒湿，运行郁浊，推宕陈宿，亦与砂仁相仿，而性气颇烈，内郁稍重者宜之。

面包裹煨，研，去皮。

缩砂仁 味辛，气香，入足太阴脾、足阳明胃经。和中调气，行郁消满，降胃阴而下食，达脾阳而化谷，呕吐与泄利皆良，咳嗽共痰饮俱妙，善疗噎膈，能安胎妊，调上焦之腐酸，理下气之秽浊，除咽喉口齿之热，化铜铁骨刺之鲠。

清升浊降，全赖中气，中气非旺，则枢轴不转，脾陷胃逆，凡水胀肿满。痰饮咳嗽，噎膈泄利，霍乱转筋，胎坠肛脱，谷宿水停，泄秽吞酸诸证，皆升降反常，清陷浊逆故也。泻之则益损其虚，补之则愈增其满，清之则滋其下寒，温之则生其上热，缘其中气堙郁，清浊易位，水木下陷，不受宣泻，火金上逆，不受温补也。惟以养中之味，而加和中之品，调其滞气，使之回旋，枢轴运动，则升降复职，清浊得位，然后于补中扶土之内，温升其肝脾，清降其肺胃，无有忧矣。和中之品，莫妙如砂仁，冲和条达，不伤正气，调理脾胃之上品也。

去壳，炒，研，汤冲服，则气足。

补骨脂 味辛、苦，气温，入足太阴脾、足少阴肾、手阳明大肠经。温脾暖肾，消水化食，治膝冷腰疼，疗肠滑肾泄，能安胎坠，善止遗精，收小儿遗溺，兴丈夫痿阳，除阴囊之湿，愈关节之凉。

阳衰土湿之家，中气堙郁，升降失位，火金上逆，水木下陷。夜而阴旺湿增，心肾愈格。子半阳生之际，木气萌生，不得上达，温气下郁，遂兴阳而梦泄。此宜燥土泻湿，升脾降胃，交金木而济水火。道家媒合，婴儿姹女，首重黄婆，玄理幽妙，医工不解也。

补骨脂温暖水土，消化饮食，升达肝脾，收敛滑泄，遗精带下，溺多便滑诸证，甚有功效。方书称其延年益寿，虽未必信，然要亦佳善之品也。

盐酒拌润，炒，研，晒干用。

同青盐、乳香，搽日久牙痿。

肉豆蔻 味辛，性温，气香，入足太阴脾、足阳明胃经。温中燥土，消谷进食，善止呕吐，最收泄利，治寒湿腹痛，疗赤白痢疾，化痰水停留，磨饮食陈宿。

肉豆蔻调和脾胃，升降清浊，消纳水谷，分理便溺，至为妙品。而气香燥，善行宿滞，其性敛涩，专固大肠，消食止泄，此为第一。

面包煨，研，去油，汤冲。

肉蔻辛香，颇动恶心，服之欲呕，宜蜜小丸，烘干，汤送。

胡芦巴 味苦、辛，气温，入足阳明胃、足少阴肾经。泻湿驱寒，破瘕消疝。

胡芦巴苦温下行，治水土湿，腹胁满胀，寒疝冷瘕，囊坠脚肿之证。

白豆蔻 味辛，气香，入足阳明胃、手太阴肺经。降肺胃之冲逆，善止呕吐，开胸膈之郁满，能下饮食，噎膈可效，痎疟亦良，去睛上翳障，消腹中胀疼。

白豆蔻清降肺胃，最驱膈上郁浊，极疗恶心呕哕。嚼之辛凉清肃，肺腑郁烦，应时开爽。秉秋金之气，古方谓其大热，甚不然也。

研细，汤冲。

红豆蔻 味辛，气温，入足太阴脾、足阳明胃经。治脾胃湿寒，痛胀皆消，疗水谷停瘀，吐泄俱断，善止霍乱疟痢，能除反胃噎膈，去胸腹之酸秽，散山川之瘴疠。

红豆蔻调理脾胃，温燥湿寒，开通瘀塞，宣导污浊，亦与草豆蔻无异，而力量稍健，内瘀极重者宜之。上热易作鼻衄牙痛之家，尽属中下湿寒，胆火不降，当温燥中下，候上热不作而用之。

去壳，研用。

红豆蔻即良姜子，与良姜性同。

大茴香 味辛，微温，入足阳明胃、足少阴肾经。降气止呕，温胃下食，暖腰膝，消痃疝。

茴香性温下达，治水土湿寒，腰痛脚气，固瘕，寒疝之证。

香附 味苦，气平，入足太阴脾、足厥阴肝经。开郁止痛，治肝家诸证。

但肝以风木之气，升达不遂，则生风燥，香附降伏之性，最不相宜，香燥之气，亦正相反。庸工香附诸方，造作谬妄不通。

荜茇 味辛，气温，入足太阴脾、足阳明胃经。温脾胃而化谷，暖腰膝而止痛，吐泄皆医，疝瘕并效。

荜茇辛燥温暖，治水谷不消，肠鸣水泄，心腹疼胀，呕逆酸心之病甚佳。

醋浸，焙用。

荜茇与荜澄茄性味相同，功效无殊，皆胡椒类也。

藿香 味辛，微温，入足太阴脾、足阳明胃经。降逆止呕，开胃下食。

藿香辛温下气，善治霍乱呕吐，心腹胀满之病。煎漱口臭。

香薷 味辛，微温，入足阳明胃、足太阳膀胱经。利水泻湿，止呕断利。

温胃调中，治霍乱腹痛吐利之证，利小便，消水肿，止鼻衄，疗脚气。庸工用之治暑病。

荜澄茄 味辛，气温，入足太阴脾、足阳明胃经。温燥脾胃，消纳水谷，能止胀痛，善除呕吐。

澄茄温燥之性，甚宜脾胃寒湿，下气降浊，进食消谷，治霍乱吐泄，反胃噎膈之病。

酒浸，炒用。形似胡椒。

使君子 味甘，微温，入足太阴脾、足厥阴肝经。利水燥土，杀虫止泄。

使君子燥湿温中，疏木杀虫，治小便白浊，大便泄利，痞块癖疮。

每月上旬，取仁数枚，空腹食之，虫皆死。

戒饮热茶，犯之则泄。

威灵仙 味苦，微温，入足太阴脾、足厥阴肝经。起瘫开痹，化癖行痰。

威灵仙泻湿驱风，行痰逐饮，治手顽足痹，腰痛膝软，老血夙癥，积水停痰。虚家勿用。

白附子 味辛、甘，性温，入足太阴脾、足厥阴肝经。驱风泻湿，逐痹行痰。

温燥发泻，表散风湿，治中风失音，鼻口偏斜，耳聋喉痹，疥癣疝瘕，面上鼾黯，阴下湿痒，行痰涎，止唾。

慈菰 味甘，微寒，入足太阴脾、足厥阴肝经。下食消谷，止血磨癥，摧产下衣，行血通经。

慈菰甘寒通利，破产后瘀血，开小便涩淋，滑胎下衣。妊妇忌食。

牵牛子 味甘，气寒，入足阳明胃、手阳明大肠、手太阳小肠、足太阳膀胱经。逐痰泻水，破聚决壅。

牵牛子下停痰积水，宿谷坚瘕，杀虫泻蛊，除肿消胀，溺癃便结，风刺雀斑之证皆医。功力甚猛，虚者勿服。

去皮，研末用。

何首乌 味甘，性涩，气平，入足厥阴肝经。养血荣筋，息风润燥，敛肝气之疏泄，遗精最效，舒筋脉之拘挛，偏枯甚良，瘰疬痈肿皆消，崩漏淋漓俱止，消痔至妙，截疟如神。

何首乌滋益肝血，荣舒筋脉，治中风左半偏枯之病甚佳。辅以燥土暖水之味，佐以疏木导经之品，绝有奇功，而不至助湿败脾，远胜地黄、龟胶之类。方书谓其黑髮乌须，悦颜却老，理颇不虚。盖阴者，阳之宅也，肝血温升，生化魂神，血败则温气亡泄，魂神脱矣，未有宫室毁坏而主人无恙者也。何首乌滋肝养血，则魂神畅茂，长生延年，理有必至。但宜加以扶阳之药，不可参以助阴之品，庸工开补阴之门，龟地之杀人多矣。

米泔换浸一两天，铜刀切片，黑豆拌匀，砂锅蒸，晒数次。

肉苁蓉 味甘、咸，气平，入足厥阴肝、足少阴肾、手阳明大肠经。暖腰膝，健筋骨，滋肾肝精血，润肠胃结燥。

凡粪粒坚小，形如羊屎，此土湿木郁，下窍闭塞之故。谷滓在胃，不得顺下，零星传送，断落不联，历阳明大肠之燥，炼成颗粒，秘涩难通。总缘风木枯槁，疏泄不行也，一服地黄、龟胶，反益土湿，中气愈败矣。

肉苁蓉滋木清风，养血润燥，善滑大肠，而下结粪。其性从容不迫，未至滋湿败脾，非诸润药可比。方书称其补精益髓，悦色延年，理男子绝阳不兴，女子绝阴不产，非溢美之词。

锁阳 味甘，微温，入足厥阴肝经。补血滋阴，滑肠润燥。

锁阳滋肝养血，润大肠枯燥，荣筋起痿，最助阳事，性与肉苁蓉同。

丹参 叶甘，气平，入足厥阴肝经。行经破瘀，通经止痛。

丹参调经安胎，磨坚破滞，一切痈疽痂癞瘿瘤疥癣皆良，癥瘕崩漏兼医。《本草》谓其破宿血，生新血，落死胎，疏通血脉，治脚膝痿痹。走及奔马，行血之良品也。

泽兰 味苦，微温，入足厥阴肝经。通经活血，破滞磨坚，胎产俱良，瘕癥颇善，止腰腹疼痛，消痈疽热肿，跌打吐衄能瘳。

泽兰辛温香散，行血破瘀，通脉安胎，一切痈疽癥瘕，金疮扑打，吐衄诸证皆医。而气味和平，不伤迅利，行经化结之良品也。

益母草 味苦、辛，气平，入足厥阴肝经。活血行经，破瘀通脉，胎产崩漏、痈疽癥瘕、跌打损伤悉效。

益母草调经行血，治一切血证，破瘀扫腐，下死胎，摧胞衣，并医各色疮疡。女子良药。

刘寄奴 味苦，微温，入足厥阴肝经。活血行瘀，化癥破结。善行瘀血，凡经期产后，汤火跌扑血瘀诸证俱瘳，止便溺失血，金疮不收口并捷。

延胡索 味苦、辛，微温，入足厥阴肝经。调经破血，化块消癥。专行滞血，治经瘀腹疼，化积聚癥瘕，理跌扑损伤。

胭脂 味甘，气平，入足厥阴肝经。活血行瘀，消肿止疼。

此红兰花所作，活血与花同。

茼茹 味辛，微寒，入足厥阴肝经。行老血，破宿癥，扫除凝血，消磨瘀肉。

茼茹有去腐决壅之力，《素问》同乌贼骨治妇人血枯，王氏以为去恶也。

姜黄 味甘，苦，性寒，入足厥阴肝经。破血化癥，消肿败毒。破瘀血宿癥，消扑损痈疽，止心腹疼痛，平疥癣初生。

地榆 味苦，气寒，入足厥阴肝经。泻热清肝，凉营止血。

地榆苦寒沉降，止吐衄便溺崩漏金疮诸血。但大凡失血证，内寒者多而热者少，庸工以治下焦血病，最不通。

三七 味甘、微苦，入足厥阴肝经。和营止血，通脉行瘀。

三七行瘀血而敛新血，凡产后经期跌打痈肿一切瘀血皆破，凡吐衄崩漏刀伤箭射一切新血皆止，血病之上药也。

蒲黄 味甘，气平，入足厥阴肝经。行瘀止血。

蒲黄亦行瘀血而敛新血，经产痈疽，癥瘕、跌扑能破，吐衄崩漏，痔瘘痢疾鲜血能止。调经止带，安胎下乳，心腹诸证，下衣摧生皆善。

续断 味苦，微温，入足厥阴肝经。行血破瘀，敛营补损。

续断行瘀血而敛新血，崩漏癥瘕、痈疽瘰疬、淋漓、痔瘘、跌打、金疮诸血，能止能行，有回虚补损，接骨续筋之力。

大蓟 味苦，微温，入足厥阴肝经。回失红，行瘀血。

大蓟亦行瘀血而敛新血，吐衄崩漏痈疽跌打，及肠痈血积、金疮蛊毒、虫毒俱治。

小蓟性同，而力犹薄，不能瘳痈消肿，但破血耳。

茜草 味苦，微寒，入足厥阴肝经。通经脉瘀塞，止营血流溢。

茜草亦行瘀血，敛新血，吐衄崩漏跌打损伤痔瘘疮疖俱治。

即染红茜草根。

紫草 味苦，气寒，入足厥阴肝经。清肝凉血，泻火伐阳。

紫草疏利，凉血活瘀，寒胃滑肠。痘色红紫之证，缘营闭卫虚，不能外达，庸工以为血瘀，用紫草治之，百治百死。今古不悟，可恶！

三棱　味苦，气平，入足厥阴肝经。破滞行瘀，消积化块。

磨积聚癥瘕，善破老血，通经利气，下乳堕胎，止经产心腹诸痛，消跌扑损伤诸瘀，软疮疡痈肿坚硬。

莪术　味苦、辛，微温，入足厥阴肝经。破滞攻坚，化结行瘀。

蒁，俗作术。消癖块，破血癥，化腑脏痼冷，散跌扑停瘀，通经开闭，止痛散结。

醋炒用。

钩藤钩　味甘，微温，入足厥阴肝经。泻湿清风，止惊安悸，治木郁筋惕，惊悸瘈疭。

苍耳子　味苦，微温，入足厥阴肝经。散风湿拘挛，泻湿去风，治肢节挛痛，瘰疬疥疠，风瘙瘾疹。

叶主发散风湿。

豨莶草　味苦，气寒，入足厥阴肝经。止麻木，伸拘挛，通利关节，驱逐风湿，疮疡壅肿，服涂皆善。

研末，热酒冲服，治疔疮肿毒，汗出则愈。不可治中风。

羌活　味苦，气平，入足厥阴肝经。通关逐痹，发表驱风。

羌活泻湿除风，治中风痿痹㖞斜，关节挛痛，皮肤瘙痒，痈疽疥癞诸病。

独活，性同。

天麻　味辛，微温，入足厥阴肝经。通关透节，泻湿除风。治中风痿痹瘫痪，腰膝牵强，手足拘挛之证，兼消壅肿。

荆芥　味辛，微温，入足厥阴肝经。散寒发表，泄湿除风。治鼻口㖞斜，肢体痿痹，筋节挛痛，目弦头旋之证，消疮痍疥癞，痔瘘瘰疬，除吐衄崩漏，脱肛阴癞。

秦艽　味苦，气平，入足厥阴肝经。发宣经络，驱除风湿。治中风瘫痪，湿家筋挛骨痛，黄疸之证。

甘菊花　味甘，气平，入足厥阴肝经。清风止眩，明目去翳。

菊花清利头目，治头目疼痛眩晕之证。庸工凡治头目，无不用之，今古相承，不见其效。不知头目眩晕，由湿盛上逆，浊气充塞，相火失根，升浮旋转而成，愚妄以为头风，而用发散之药，此千试不灵之方也。

青葙子　味苦，微寒，入足厥

阴肝经。清肝泻热，明目驱风。治眼病赤肿，红翳青盲。此庸工习用之药。

谷精草 味苦，微温，入足厥阴肝经。明目清风，去翳消障。

谷精草苦温发散，庸工治头痛目翳之证，谓其能愈头风，愚妄极矣！

木贼草 味苦，微温，入足厥阴肝经。明目退翳，清风止崩。

木贼草磨翳清障，除漏止崩。解肌发汗，与麻黄同性。

木鳖子 味苦，微温，入足厥阴肝经。软坚化结，消肿破瘀。治恶疮乳痈，痔瘘瘿瘤，瘰疬粉刺，䵟斑癖块，疝气之证。

番木鳖，治喉痹。

青蒿 味苦，气寒，入足厥阴肝经。清肝退热，泻湿除蒸。治骨蒸热劳，平疥癞瘙痒，恶疮久痢，去男子蒜髮，止金疮血流，医一切湿热之证。淋汁合和石灰，消诸瘀肉。

青黛 味咸，气寒，入足厥阴肝经。清肝泻热，凉胆除蒸。敷金疮壅肿，疗恶犬毒蛇诸伤。

龙胆草 味苦，大寒，入足厥阴肝、足少阳胆经。清肝退热，凉胆泻火。

龙胆草除肝胆郁热，治眼肿赤痛，瘀肉高起，疗臌疸发黄，膀胱热涩，除咽喉肿痛诸证。中寒者勿服。

大青 味苦，大寒，入足厥阴肝、足少阳胆经。清风退火，泻热除蒸。治瘟疫斑疹，黄疸痢疾，喉痹口疮，捣敷肿毒。

小青，同性。

夏枯草 味苦、辛，气寒，入足厥阴肝、足少阳胆经。凉营泻热，散肿消坚。治瘰疬瘿瘤扑伤血崩带下，白点汗斑诸证。

鲜者熬膏佳。

山慈菇 味甘、辛，气平，入足厥阴肝、足少阳胆经。消肿败毒，软坚化结。平疮疡肿硬，治痈疽瘰疬，疔毒结肿，䵟斑粉刺诸证，涌吐风狂痰涎。

沙参 味甘、稍苦，微凉，入手太阴肺经。清金除烦，润燥生津。

沙参凉肃冲淡，补肺中清气，退头上郁火，而无寒中败土之弊。但情性轻缓，宜多用乃效。

山东、辽东者佳，坚脆洁白，

迥异他产，一切疮疡疥癣，肿痛瘙痒皆效。

元参 味甘、微苦，入手太阴肺、足少阴肾经。清肺金，生肾水，涤心胸之烦热，凉头目之郁蒸。瘰疬斑疹、鼻疮喉痹皆医。

元参清金补水，凡疮疡热痛，胸膈燥渴，溲便红涩，膀胱癃闭之证俱善。清肺与陈皮、杏仁同服。利水合茯苓、泽泻同服。轻清飘洒，不寒中气，最佳之品。

茅根 味甘，微寒，入手太阴肺、足太阳膀胱经。清金止血，利水通淋。

白茅根清金利水，敛血通经，治喘哕烦渴，吐衄崩漏，经闭溺涩，水肿黄疸。

初生茅针，止衄血便血，收金疮流血，消肿败毒，下水溃痈，酒煎服，一针溃一孔，二针溃二孔。

花止吐血，治金疮流血。

芦根 味甘，性寒，入手太阴肺、足阳明胃经。降逆止呕，清热除烦。

芦根清降肺胃，消荡郁烦，生津止渴，除呕下食，治噎哕懊侬之证。

芦笋清肺止渴，利水通淋，解鱼肉药箭诸毒。

芦叶清肺止呕，治背疽肺痈。灰汁煎膏，蚀瘀肉，去黑痣。

箨治金疮瘢痕。

前胡 味苦，微寒，入手太阴肺经。清肺化痰，降逆止嗽。

前胡清金泻火，治气滞痰阻，咳逆喘促之证。

百部 味苦，微寒，入手太阴肺经。清肺止嗽，利水杀虫。

百部清金润肺，宁嗽降逆，杀白蛲蛔虫，一切树木蛀虫，疗疥癣瘙痒，消水气黄肿，洗衣去虱。

白鲜皮 味苦，性寒，入手太阴肺、足太阳膀胱经。清金止咳，利水清疸。

白鲜皮清金利水，治咳嗽上气，黄疸溺癃，疥癣鼠瘘。

牛蒡子 味苦，气平，入手太阴肺经。清风泻湿，消肿败毒。

牛蒡子发散风湿，清利咽喉，表瘾疹郁蒸，泻气鼓水胀，历节肿痛之证。庸工习用小儿疹病。

山豆根 味苦，气寒，入手太阴肺经。清利咽喉肿痛，一切疮疡疥癣，杀寸白诸虫。

金银花 味辛，微凉，入手太阴肺、足厥阴肝经。凉肝清肺，消肿败毒。

金银花清散风湿，消除肿毒，治一切疮疡杨梅疥癣痔瘘痢疾之类，敷饮俱妙。功次木芙蓉。

马兜铃 味苦，气寒，入手太阴肺经。清肺降逆，定喘止嗽。

马兜苓苦寒泻火，清肺下冲，治咳逆痰喘，痔瘘肿痛，能解蛇虫之毒。多用则吐。

紫苏 味辛，微温，入手太阴肺经。温肺降逆，止喘定嗽。

紫苏辛温下气，治咳逆痰喘，呕吐饮食，利膈通肠，破结消癥，兼驱腰膝湿气，解蟹毒。

白及 味苦，气平，入手太阴肺经。敛肺止血，消肿散瘀。

白及黏涩，收敛肺气，止吐衄失血，治痈疽瘰疬痔瘘疥癣皯疱之病，跌打汤火金疮之类俱善。

南星 味辛，性温，入手太阴肺、足阳明胃经。降气行瘀，化积消肿。

南星辛烈开通，治胃逆肺阻，胸膈壅满，痰涎胶塞，头目眩晕，磨积聚癥瘕，消痈疽肿痛，疗麻痹拘挛，止吐血便红，及疥癣疣赘，喉痹口疮，金疮打损，破伤中风之类。功同半夏，而猛烈过之。

水浸二三日，去其白涎，用牛胆丸套者，治痰郁肺热甚佳。

常山 味苦，性寒，入手太阴肺、足阳明胃经。吐痰泻水，消胀除瘿。

常山苦寒迅利，排决痰饮，能吐能下。庸工以治痰疟，有无痰不疟之说，陋矣。

常山即蜀漆根，生用多服，则作呕吐。

蓖麻子 味苦，气平，入手太阴肺、足太阳膀胱经。下胎衣，收子肠，拔肿毒，泻水症。

蓖麻子性善收引，敷足则下胎衣，涂顶则收子肠，贴鼻口㖞斜，熏咽喉肿痹。熬膏贴肤，拔毒追脓，纸捻入鼻，开癃通闭。又性善走泻，能利大小二肠，下饮澼水症，兼消肿硬，平瘰疬恶疮。

石斛 味甘，气平，入手太阴肺、足少阴肾经。降冲泻湿，壮骨强筋。

石斛下气通关，泻湿逐痹，温肾壮阳，暖腰健膝，治发热自汗，排痈疽脓血，疗阴囊湿痒，通小便淋漓。

浮萍 味辛，微寒，入手太阴肺经。发表出汗，泻湿清风。

浮萍辛凉发表，治瘟疫斑疹，疗肌肉麻痹，中风㖞斜瘫痪，医痈疽热肿，瘾疹瘙痒，杨梅粉刺，汗斑皆良，利小便闭癃，消肌肤肿胀，止吐衄，长须发。

薄荷 味辛，气凉，入手太阴肺经。发表退热，善泻皮毛。治伤风头痛，瘰疬疥癣，瘾疹瘙痒，滴鼻止衄，涂敷消疮。

藁本 味辛，微温，入手太阴肺、足太阳膀胱经。行经发表，泻湿驱风。

藁本辛温香燥，发散皮毛风湿，治头皰面皯，酒齄粉刺，疥癣之疾。

白芷 味辛，微温，入手太阴肺、手阳明大肠经。发散皮毛，驱逐风湿。

白芷辛温香燥，行经发表，散风泻湿，治头痛鼻渊，乳痈背疽，瘰疬痔瘘，疮痍疥癣，风痹瘙痒，皯皰疵瘢之证。兼能止血行瘀，疗崩漏便溺诸血，并医带淋之疾。刀伤蛇咬皆善，敷肿毒亦善。

贯仲 味苦，微寒，入手太阴肺、足厥阴肝经。止血行瘀，破积杀虫。

贯仲收敛营血，消化瘀蒸，治吐衄崩带，积聚痃癖，杀寸白诸虫。

马兰 味辛，气平，入手太阴肺、足厥阴肝经。止血破瘀，消疽除疟。

马兰调营养血，破旧生新，治吐衄疟痢，消酒疸水肿，腹痛肠痧，喉痹口紧，疗金疮折损，解蛊毒蛇伤，菌毒痔疮。

土茯苓 味甘，气平，入足少阴肾经。利水泻湿，燥土健中，壮筋骨而伸拘挛，利关节而消壅肿，最养脾胃，甚止泄利。

土茯苓燥土泻湿，壮骨强筋，止泄敛肠，极有殊效。善治痈疽瘰疬，杨梅恶疮。

灯心草 味淡，气平，入足少阴肾经。利水通淋，泻湿开癃。

灯心草利水渗湿，通小便淋涩。烧灰吹喉，散止鼻衄，并治破伤血流之证。

木通 味辛，气平，入足太阳膀胱经。通经利水，渗湿清热。

木通孔窍玲珑，通利窍隧，利

水开癃，渗泻膀胱湿热。庸工利水方中，率多用之，而绝不得效。本草诸家，未参验耳。

萹蓄 味苦，气平，入足太阳膀胱经。清利膀胱，渗泻湿热。

萹蓄利水泻湿，治黄疸淋涩，消女子阴蚀，杀小儿蛔虫，疗浸淫疥疠，疽痔痛痒之证。

海带 味咸，性寒，入足太阳膀胱经。行痰泻火，消瘿化瘤。

海带咸寒疏利，清热软坚，化痰利水，治鼓胀瘿瘤。与昆布、海藻同功。

昆布 味咸，性寒，入足太阳膀胱经。泻水去湿，破积软坚。

昆布咸寒清利，治气鼓水胀，瘿瘤瘰疬，瘭疝恶疮。与海带、海藻同功。

地肤子 味苦，微寒，入足太阳膀胱经。利水泻湿，清热止淋。

地肤子清利膀胱湿热，治小便淋涩，疗头目肿痛，狐疝阴㿗，腰疼胁痛，血痢恶疮，阳痿诸证。

苗、叶利水亦捷。

萆薢 味苦，气平，入足太阳膀胱经。泻水去湿，壮骨舒筋。

萆薢疏泻水道，驱经络关节之湿，治手足痿痹瘫痪，小便白浊频数诸证，并医恶疮痔瘘。

牛膝 味苦、酸，气平，入足太阳膀胱、足厥阴肝经。利水开淋，破血通经。

牛膝疏利水道，治小便淋涩疼痛，疗膝胫痿痹拘挛，通女子经脉闭结，起男子宗筋软缩，破坚癥老血，消毒肿恶疮，木器刺伤。捣敷金疮，溃痈排脓。堕胎下衣，喉痹舌疮，扑伤打损，瘾疹风癞皆效。

其性下行，肝脾郁陷者勿用。

旱莲草 味甘、酸，入足少阴肾、足厥阴肝经。益肝肾，乌须髮。

旱莲草汁黑如墨，得少阴水色，入肝滋血，黑发乌须，止一切失血，敷各种疮毒。汁涂眉髮，其生速繁。

天雄 味辛，性温，入足少阴肾、足厥阴肝经。驱寒泻湿，秘精壮阳。温肾荣筋，治阳痿精滑，膝挛腰痛，心腹疼痛，胸膈痰水，续筋接骨，化癖消癥，排痈疽脓血，起风痹瘫痪，治霍乱转筋。

天雄即附子长大者，制法与附子同，煨，去皮脐，切片，隔纸焙干。稍生服之，则麻木昏晕。

仙茅 味辛，气温，入足少阴

肾、足厥阴肝经。壮骨强筋，暖腰温膝。

仙茅暖水荣木，复脉清风，滋筋力，益房帏，治玉麈痿软，皮肤风癞。

去毛，糯米浸汁，去赤汗。

仙灵脾 味辛、苦，微温，入足少阴肾、足厥阴肝经。荣筋强骨，起痿壮阳。

仙灵脾滋益精血，温补肝肾，治阳痿不举，阴绝不生，消瘰疬，起瘫痪，清风明目，益志宁神。

亦名淫羊藿。

羊脂拌炒。

巴戟天 味辛、甘，微温，入足少阴肾、足厥阴肝经。强筋健骨，秘精壮阳。

巴戟天温补精血，滋益宗筋，治阳痿精滑，鬼交梦遗，驱逐脉风，消除痂癞。

去梗，酒浸，蒸晒。

蒺藜 味苦，微温，入足少阴肾、足厥阴肝经。泻湿驱风，敛精缩溺。

蒺藜子疏木驱风，治肝气输泄，精滑溺数，血淋白带。白者良，与沙苑同性。

菟丝子 味酸，气平，入足少阴肾、足厥阴肝经。敛精利水，暖膝温腰。

菟丝子酸涩敛固，治遗精淋漓，膝冷腰痛。但不宜于脾胃，久服中宫壅塞，饮食不化，不可用以误人。

覆盆子 味甘，气平，入足少阴肾、足厥阴肝经。强阴起痿，缩溺敛精。

覆盆子补肝肾精血，壮阳宜子，黑髪润颜，治小便短数。

狗脊 味苦，气平，入足少阴肾、足厥阴肝经。泻湿驱寒，起痿止痛。

狗脊泻肾肝湿气，通关利窍，强筋壮骨，治腰痛膝疼，足肿腿弱，遗精带浊。

去毛，酒蒸。

猴姜 味苦，微温，入足少阴肾、足厥阴肝经。接骨断，止牙痛。

猴姜泻湿通经，治关节疼痛，手足不仁，耳鸣牙疼，筋断骨折，兼疗肾泄。

亦名骨碎补。

远志 味辛，微温，入手少阴心、足少阴肾经。开心利窍，益智安神。

远志辛散开通，治心窍昏塞，胸膈痹痛，补肾壮阳，敛精止泄，疗骨疽乳痈，一切疮疡肿毒。

菖蒲 味辛，气平，入手少阴心经。开心益智，下气行郁。

菖蒲辛烈疏通，开隧窍瘀阻，除神志迷塞，消心下伏梁，逐经络湿痹，治耳目瞶聋，疗心腹疼痛，止崩漏带下，胎动半产，散痈疽肿痛，疥癣痔瘘。

生石中者佳。四川道地，莱阳出者亦可用。

地丁 味苦、辛，微寒，入手少阴心、足少阳胆经。消肿毒，疗疮疥。

地丁行经泻火，散肿消毒，治痈疽瘰疬，疗毒恶疮。敷食皆佳。

紫花地丁，更胜白花者，亦名蒲公英。蒲公英黄花，非白花。

漏芦 味咸，微寒，入足少阴肾、足厥阴肝经。利水秘精，凉血败毒。

漏芦咸寒，利水泻湿，清肝退热，治失溺遗精，淋血便红，眼痛目赤，背疽乳痈，痔瘘瘰疬，白秃金疮，历节带下，泄利。治一切虫伤跌打，恶疮毒肿，排脓止血，服浴皆善。下乳汁最捷。

海金沙 味甘，性寒，入足太阳膀胱经。利水泻湿，开癃止淋。

海金沙清泻膀胱湿热，治膏血砂石诸淋，消鼓胀肿满。

沙乃草上细粉，如蒲黄然。

千金子 味辛，微涩，入足阳明胃、手阳明大肠、手太阳小肠、足太阳膀胱经。泻水下痰，决瘀扫腐。

千金子下停痰积水，一扫而空，功力迅速，远胜他药，亦不甚伤中气，凡食积血块，老癖坚癥，经闭胞转，气鼓水胀，皆有捷效。兼泻蛊毒，疗蛇咬，点黑痣赘疣，愈疥癣鼾黯。

去壳服。白仁纸包，压去油净，取霜，每服十余粒。

亦名续随子。

玉楸药解·卷二

木　　部

降香　味苦，微温，入足太阴脾、手少阴心经。疗梃刃伤损，治痈疽肿痛。

降香芳烈辛温，烧之辟疫疠之邪，痈疽之病与夫跌打金疮，皮破血漏，筋断骨伤皆疗。

丁香　味辛，气温，入足太阴脾、足阳明胃经。温燥脾胃，驱逐胀满，治心腹疼痛，除腰腿湿寒，最止呕哕，善回滑溏，杀虫解蛊，化块磨坚，起丈夫阳弱，愈女子阴冷。

丁香辛烈温燥，驱寒泻湿，暖中扶土，降逆升陷，善治反胃肠滑，寒结腹痛之证。

用母丁香。雄者为鸡舌香。

木香　味辛，微温，入足太阴脾、足阳明胃经。止呕吐泄利，平积聚癥瘕，安胎保妊，消胀止痛。

木香辛燥之性，破滞攻坚，是其所长。庸工以治肝家之病，则不通矣，肝以风木之气，凡病皆燥，最不宜者。

面煨实大肠，生磨消肿病。

白檀香　味辛，微温，入足阳明胃、足太阴脾、手太阴肺经。治心腹疼痛，消瘕疝凝结。

白檀香辛温疏利，破郁消满，亦治吐胀呕泄之证，磨涂面上黑痣。

紫檀香破瘀消肿，止金疮血漏，煎饮磨涂最良。

乌药　味辛，气温，入足阳明胃、足太阴脾、手太阴肺经。破瘀泻满，止痛消胀。

乌药辛散走泻，治痛满吐利，胀肿喘息，寒疝冲突，脚气升逆之证。但不宜虚家，庸工以之治虚满之病，非良法也。

槟榔 味苦、辛，性涩，气温，入足太阴脾、足阳明胃经。降浊下气，破郁消满，化水谷之陈宿，行痰饮之停留，治心腹痛楚，疗山水瘴疠。

槟榔辛温，下气破滞，磨坚行瘀，败陈宿之气，亦有用之良材。若气虚作满，则损正益邪，不能奏效矣。

大腹子 味辛、苦，性涩，气温，入足太阴脾、足阳明胃经。下气宽胸，行郁散浊。

大腹子即槟榔之别产而大腹者，性既相同，效亦不殊。

大腹皮专治皮肤肿胀，亦甚不宜虚家。肿胀有根本，皮肤是肿胀之处所，非肿胀之根本也。庸工不知根本，但于皮肤求之，非徒无益，而又害之。

阿魏 味辛，气臭，入足太阴脾、足厥阴肝经。辟瘟御瘴，破积消癥。

阿魏辛烈臭恶，化血积血癥，固瘕癞疝，杀小虫，消疟母，辟瘟疫瘴疠之灾，解蘑菰牛马之毒。

阿魏生西番昆仑地，是木汁坚凝成冰，松脂渍胶，臭恶异常。炒研入碗，磁面崩损，成片而下，其克伐剥蚀之力，无坚不破，化癖磨癥，此为第一，但可入膏药敷贴，不宜汤丸服饵也。

炒焦，研细。

苏木 味辛、咸，气平，入足厥阴肝经。调经行血，破瘀止痛。

苏木善行瘀血，凡胎产癥瘕，疮疡跌扑，一切瘀血皆效。

血竭 味咸，气平，入足厥阴肝经。破瘀行血，止痛续伤。

血竭破瘀血，癥瘕积块，跌扑停瘀皆良，亦止鼻衄便血，并治恶疮疥癣。

乳香 味辛，微温，入足厥阴肝经。活血舒筋，消肿止痛。

乳香活血行瘀，治心腹疼痛，消痈疽结肿，散风癞瘙痒，平跌打溃烂，止口眼㖞斜，舒筋脉挛缩。

炒干，研用。

没药 味苦，气平，人足厥阴肝经。破血止痛，消肿生肌。

没药破血行瘀，化老血宿癥，治痈疽痔漏，金疮杖疮，跌扑损伤，一切血瘀肿痛，疗经期产后，心腹疼痛诸证。

制同乳香。

棕榈毛 味苦，性涩，气平，入足厥阴肝经。收敛失血，固涩肠滑。

棕榈毛收涩之性，最能止血，凡九窍流溢及金疮跌打诸血皆止。

折断，烧灰存性用。

芜荑 味辛，气平，入足厥阴肝经。杀虫破积，止痢消疮。

芜荑杀脏腑诸虫，磨气积血癥，治痔瘘疥癣，一切诸疮，止寒冷痢。

芦荟 味苦，性寒，入足厥阴肝经。杀虫消痔，退热除疳。

芦荟清热杀虫，治痔瘘疥癣。

亦名象胆。

肉桂 味甘、辛，气香，性温，入足厥阴肝经。温肝暖血，破瘀消癥，逐腰腿湿寒，驱腹胁疼痛。

肝属木而藏血，血秉木气，其性温暖。温气上升，阳和舒布，积而成热，则化心火。木之温者，阳之半升，火之热者，阳之全浮也。人知气之为阳，而不知其实含阴精，知血之为阴，而不知其实抱阳气。

血中之温，化火为热之原也，温气充足，则阳旺而人康，温气衰弱，则阴盛而人病。阳复则生，阴胜则死，生之与死，美恶不同，阳之与阴，贵贱自殊。蠢飞蠕动，尚知死生之美恶，下士庸工，不解阴阳之贵贱，千古祸源，积成于贵阴贱阳之家矣。

欲求长生，必扶阳气，扶阳之法，当于气血之中。培其根本。阳根微弱，方胎水木之中，止有不足，万无有余，世无温气太旺而生病者。其肝家痛热，缘生意不足，温气抑郁，而生风燥，非阳旺而阴虚也。

肉桂温暖条畅，大补血中温气，香甘入土，辛甘入木，辛香之气，善行滞结，是以最解肝脾之郁。

金之味辛，木之味酸，辛酸者，金木之郁，肺肝之病也。盖金之性收，木之性散，金曰从革，从则收而革不收，于是作辛，木曰曲直，直则散而曲不散，于是作酸。辛则肺病，酸则肝病，以其郁也，故肺宜酸收而肝宜辛散。肺得酸收，则革者从降而辛味收，肝得辛散，则曲者直升而酸味散矣，事有相反而相成者，此类是也。肝脾发舒，温气升达，而化阳神，阳神司令，阴邪无权，却病延年之道，不外乎此。

凡经络堙瘀，脏腑癥结，关节闭塞，心腹疼痛等证，无非温气微弱，血分寒冱之故。以至上下脱泄，九窍不守，紫黑成块，腐败不鲜者，皆其证也。女子月期产后，种种诸病，总不出此。悉宜肉桂，余药不能。

肉桂本系树皮，亦主走表。但重厚内行，所走者表中之里。究其力量所至，直达脏腑，与桂枝专走经络者不同。

杜仲 味辛，气平，入足厥阴肝经。荣筋壮骨，健膝强腰。

杜仲去关节湿淫，治腰膝疼痛，腿足拘挛，益肝肾，养筋骨。

五加皮 味辛，微温，入足厥阴肝经。逐湿开痹，起痿伸挛。

五加皮通关泻湿，壮骨强筋，治腰痛膝软，足痿筋拘，男子阳痿囊湿，女子阴痒阴蚀，下部诸证。

蔓荆子 味苦，微温，入足厥阴肝经。泻风湿，清头目。

蔓荆子发散风湿，治麻痹拘挛，眼肿头痛之证。

头目疼痛，乃胆胃逆升，浊气上壅所致，庸医以为头风，而用蔓荆子发散之药，不通极矣！诸家本草，皆出下士之手，此等妄言，不胜其数。

密蒙花 味甘，微寒，入足厥阴肝经。清肺润燥，明目去翳。

密蒙花清肝明目，治红肿翳障，庸工习用，不效也。治病不求其本，不解眼病根源，浪用一切清凉发散之药，百治不得一效，此庸工之所以庸也。

大风子 味苦，微热，入足厥阴肝经。搽疥疠，涂杨梅。

大风子辛热发散，治风癣疥疠杨梅之证。取油涂抹。

研烂，器收，汤煮，密封，煎黑如膏，名大枫子油。

槐实 味苦，性寒，入足厥阴肝经。凉血清风，润肠消痔。

槐实苦寒，清肝家风热，治痔瘘肿痛，阴疮湿痒，明目止泪，清心除烦，坠胎催生，乌须黑发，口齿热痛，头目晕眩，寒泻大肠，润燥开结。

楝子 味苦，性寒，入足厥阴肝经。泻火除狂，利水止痛。

苦楝子清肝泻热，利水杀虫，治瘟疫伤寒，烦躁狂乱，止腹痛溺癃，癫病痔瘘，大便下血。

亦名金铃子。

竹沥 味甘，性寒，入手太阴

肺经。清肺行痰。

竹沥甘寒疏利，清胸膈烦渴，开痰涎胶黏，治中风心肺郁热，孔窍迷塞之证。

鲜竹去节，火烘沥下，磁器接之。其性虽寒，不至滑泻肠胃，清上之药，最为佳品。

荆沥 味甘，气平，入手太阴肺经。化痰泻热，止渴清风。

荆沥化痰驱风，治头目晕眩，中风不语之病。功与竹沥相同，热宜竹沥，寒宜荆沥。

榆白皮 味甘，气平，入手太阴肺、足太阳膀胱经。止喘降逆，利水消肿。

榆白皮清金利水，治齁喘咳嗽，淋漓消渴，滑胎摧生，行血消肿，痈疽发背，瘰疬秃疮。

木芙蓉 味辛，气平，入手太阴肺、足厥阴肝经。清风泻热，凉血消肿。

木芙蓉清利消散，善败肿毒，一切疮疡，大有捷效。涂饮俱善。

金樱子 味咸，性涩，入手阳明大肠、足厥阴肝经。敛肠止泄，固精断遗。

金樱子酸敛涩固，治泄利遗精。肝气郁结者不宜。酸敛之品，服之则遗精愈甚，当与升达之药并用。

辛夷 味辛，微温，入手太阴肺、足阳明胃经。泻肺降逆，利气破壅。

辛夷降泻肺胃，治头痛、口齿疼、鼻塞，收涕去鼾，散寒止痒，涂面润肤，吹鼻疗疮。

亦名木笔花。

苏合香 味辛，性温，入手太阴肺、足厥阴肝经。辟鬼驱邪，利水消肿。

苏合香走散开通，能杀虫辟恶除邪，治肿胀疹痱，气积血癥，调和脏腑，却一切不正之气。

安息香 味辛、苦，气温，入手太阴肺、足厥阴肝经。除邪杀鬼，固精壮阳。

安息香温燥窜走，治鬼支邪附，阳痿精遗，历节疼痛，及心腹疼痛之病。熏服皆效。烧之神降鬼逃。

韶脑 味辛，性热，入手太阴肺、足厥阴肝经。通经开滞，去湿杀虫。

韶脑辛烈之性，通关透节，去湿，逐风寒，治心疼腹痛，脚气牙虫，疥癣秃疮。箱笼席簟，杀蠹辟虱。

冰片 味辛，性凉，入手太阴肺、足厥阴肝经。去翳明目，开痹通喉。

冰片辛凉开散，治赤目白翳，喉痹牙疼，鼻息，舌出肠脱，杀虫消痔，开窍散火。

蕤仁 味甘，微温，入手太阴肺、足厥阴肝经。明目止疼，退赤收泪。

蕤仁理肺疏肝，治眼病赤肿，目烂泪流，鼻痈衄血，痞痰阻隔。生治多睡，熟治不眠。

琥珀 味辛、甘，气平，入手太阴肺、足厥阴肝经。明目去翳，安魂定魄。

琥珀凉肺清肝，磨障翳，止惊悸，除遗精白浊，下死胎胞衣，涂面益色，敷疔拔毒，止渴除烦，滑胎摧生。

乳浸三日，煮软，捣碎。

淡竹叶 味甘，微寒，入足太阳膀胱经。利水去湿，泻热除烦。

淡竹叶甘寒渗利，疏通小便，清泻膀胱湿热。

没食子 味苦，微温，入足少阴肾、足厥阴肝经。补精血，乌须发。

没食子性气温涩，治虚冷滑泄，赤白痢疾。合药染须。烧灰扑汗，治阴汗。

亦名无余子。

焙，研屑用。

桑椹 味甘，气平，入足太阳膀胱、足厥阴肝经。止渴生津，消肿利水。

桑椹滋木利水，清风润燥，治消渴癃淋，瘰疬秃疮，乌须黑发。

桑叶治脚气水肿，扑损金疮，行瘀止渴，长发明目。

桑枝治脚气中风，㖞斜拘挛，咳嗽上气，紫白癜风，消痈疽，利小便。

桑皮汁灭黑痣恶肉，敷金疮，化积块。亦名木硇。

桑花涩肠止嗽，治吐衄崩带。

女贞子 味苦，气平，入足少阴肾、足厥阴肝经。强筋健骨，秘精壮阳，补益精血，长养精神。

女贞子隆冬苍翠，非其温暖之性，不能如是。

楮实子 味甘，气平，入足少阴肾、足太阳膀胱、足厥阴肝经。起痿助阳，利水消肿。

楮实子温暖肝肾，补益虚劳，壮筋骨，强腰膝，治阳事痿弱，水气胀满，明目去翳，充肤悦颜，疗喉痹金疮，俱效。

枸杞子 味苦、微甘，性寒，入足少阴肾、足厥阴肝经。补阴壮水，滋木清风。

枸杞子苦寒之性，滋润肾肝，寒泻脾胃，土燥便坚者宜之。水寒土湿，肠滑便利者，服之必生溏泄。《本草》谓其助阳，甚不然也。

根名地骨皮，清肝泻热，凉骨除蒸，止吐血齿衄，金疮血漏，止热消渴。

桑寄生 味苦，气平，入足少阴肾、足厥阴肝经。壮骨荣筋，止血通乳。

桑寄生通达经络，驱逐湿痹，治腰痛背强，筋痿骨弱，血崩乳闭胎动，腹痛痢疾，金疮痈疽，坚髮齿，长眉须。

雷丸 味苦，性寒，入手少阴心、足厥阴肝经。杀虫解蛊，止汗除癫。

雷丸清热疏肝，杀寸白小虫，驱风除痫，止小儿汗。久服令人阴痿。

甘草水浸，去皮，切，炮为末，扑身止汗。

天竺黄 味甘，性寒，入手少阴心、足少阳胆经。泻热宁神，止惊除痰。

天竺黄清君相火邪，治惊悸癫痫，中风痰迷，失音不语，明目安心，清热解毒。

柏子仁 味甘、辛，气平，入足太阴脾、手阳明大肠、手少阴心、足厥阴肝经。润燥除湿，敛气宁神。

柏子仁辛香甘涩，秉燥金敛肃之气，而体质则极滋润，能收摄神魂，宁安惊悸，滑肠开秘，荣肝起痿，明目聪耳，健膝强腰，泽润舒筋，敛血止汗。燥可泻湿，润亦清风，至善之品。

蒸，晒，舂，簸，取仁，炒，研。烧沥取油，光泽须髮。涂抹癣疥，搽黄水疮湿，最效。

松子仁 味甘、辛，气平，入手太阴肺、手阳明大肠、手少阴心、足厥阴肝经。润燥清风，除湿开痹。

松子仁与柏子仁相同，收涩不及而滋润过之，润肺止咳，滑肠通秘，开关逐痹，泽肤荣毛，亦佳善之品。研揩须髮，最生光泽。

松子大如豆粒，光头三角，出云南、辽东，中原无此。

松香治痈疽疥痳，秃疮血瘘，止痛生肌，排脓收口，止崩除带，强筋固齿，历节疼痛，阴囊湿痒。

松节治腰腿湿痹，筋骨疼痛。

松花止血。

玉楸药解·卷三

金 石 部

钟乳 味甘，性温，入足太阴脾、手太阴肺、足少阴肾、足厥阴肝经。宁嗽止喘，敛血秘精。

石钟乳燥湿悍疾，治脾肾湿寒，遗精吐血，肠滑乳闭，虚喘劳嗽，阳痿声哑，其功甚速。寒消湿去，食进气充。恃此纵欲伤精，阳根升泄，往往发为消淋痈疽之证。固缘金石剽悍，亦因服者恃药力而雕斫也。

硫黄 味酸，性温，入足太阴脾、足少阴肾、足厥阴肝经。驱寒燥湿，补火壮阳。

石硫黄温燥水土，驱逐湿寒，治虚劳咳嗽，呕吐泄利，衄血便红，冷气寒瘕，腰软膝痛，阳痿精滑，痈疽痔瘘，疥癣癞秃，敷女子阴痒，洗玉门宽冷，涂齇疣耵耳，消胬肉顽疮。

入萝卜内，稻糠火煨熟，去其臭气，研细用。

硝石能化硫为水，以竹筒盛，埋马粪中，一月成水，名硫黄液。

硇砂 味辛，性温，入足太阴脾、手太阴肺经。攻坚破结，化痞磨癥。

硇砂辛烈消克，治气块血癥、老翳胬肉，停食宿脍，疣痣赘瘤之属。《本草》谓其暖胃益阳，消食止嗽，备载服食之法。如此毒物，能使金石销毁，何可入腹？但宜入膏散外用耳。

西番者佳。

金屑 味辛，性寒，入足阳明胃、手太阴肺经。镇定魂魄，宁安惊悸。

金屑服之杀人，性同鸩酒，古人赐死，往往用此。《本草》谓其能止咳嗽吐血，惊悸癫痫。方士制炼服饵，以为长生不死，荒妄极矣。或谓生者有毒，熟者无毒，胡说之至！庸工每常用之。即至少服，不至杀人，而惊悸自有原本，镇重之物，何能得效！

砒霜 味苦、辛，性热，入足太阴脾、手太阴肺、足厥阴肝经。行痰化癖，截疟除齁。

砒霜辛热大毒，治寒痰冷癖，久疟积痢，疗痔漏瘰疬，心痛齁喘，蚀痈疽腐肉，平走马牙疳。

生名砒黄，炼名砒霜，经火更毒，得酒愈烈，过脐则生泻，服一钱杀人！

花乳石 味酸，性涩，气平，入足厥阴肝经。止血行瘀，磨翳消瘴。

花乳石功专止血，治吐衄崩漏，胎产刀杖，一切诸血。善疗金疮，合硫黄锻炼，敷之神效。亦磨远年障翳，化瘀血老癥，落死胎，下胞衣。

煅，研，水飞用。

密陀僧 味辛，气平，入足厥阴肝经。宁嗽止惊，化积杀虫。

密陀僧沉坠下行，能降痰止吐，化积除惊，宁嗽断痢，止血消肿，平痔瘘汗斑，口疮鼻䶑，臁疮骨疽之属。

研细，水飞。

空青 味苦，性寒，入足厥阴肝经。磨翳明目，化积行瘀。

空青清肝破滞，治目昏眼痛，赤肿障翳，通经下乳，利水消癥。

石子如卵，内含水浆，摇之有声，其名空青，点久年翳膜青盲，壳亦磨障。亦有内裹白面者，搽肿毒疮疖甚效。亦空青之别种，极难得也。

层青 味酸，性寒，入足厥阴肝经。明目去翳，破积杀虫。

层青治眼痛赤烂多泪，明目。磨癥化积，亦同空青。

层青色如波斯青黛，层层而出，故名。

石青 味甘，气平，入足厥阴肝经。明目止痛，消肿破癥。

石青清肝退热，治目昏眼痛，跌打金疮，消痈肿，化积聚，吐顽痰。

石绿 味酸，气平，入足厥阴肝经。止泄痢，吐风痰。

石绿清凉重坠，治风痰壅闷，急惊昏迷。

青礞石 味咸，气平，入手太阴肺、足太阴脾经。化痰消谷，破积攻坚。

青礞石重坠下行，化停痰宿谷，破硬块老瘀。其性迅利，不宜虚家。庸工有滚痰丸方，用礞石、大黄，泻人中气，最可恶也。

海浮石 味咸，气平，入手太阴肺、足厥阴肝经。化痰止渴，破滞软坚。

海浮石咸寒通利，能化老痰，消积块，止消渴，通淋涩，去翳障，平瘿瘤，清金止嗽，泻湿消疝，亦兼治疔毒恶疮。

铁锈 味咸，气平，入手太阴肺、足厥阴肝经。消肿败毒，降逆清热。

铁锈重坠清降，消肿毒恶疮，疗蜘蛛蜈蚣诸伤。

铜青 味咸，气平，入手太阴肺、足厥阴肝经。止血行痰，消肿合疮。

铜青即铜绿，酸涩，能合金疮，止血流，平牙疳肉蚀，收烂弦冷泪，消臁疮顽癣，疗痔瘘杨梅，去风杀虫，生髮点痣。功专外用，不入汤丸。医书用吐痰，殊非良法。

石灰 味辛，性温，入手太阴肺、手阳明大肠经。止血化积杀虫。

石灰温暖燥烈，收湿驱寒，治痈疽疥癣，瘰疬癥瘕，痔瘘瘿疣，白癜黑痣，松刺息肉，水泄红烂，赤带白淫，脱肛阴梃，囊坠发落，牙疼口㖞，止痛合疮，生肌长肉，坠胎杀虫，染发乌须，收金疮血流。但可外用熏敷涂，不可服饵。

牛胆拌套，风干者佳。

绿矾 味酸，性凉，入手太阴肺、手阳明大肠经。消痈化积，止血平疮。

绿矾燥烈收涩，治痰涎疟痢，积聚胀满，喉痹牙虫，耳疮眼疼，弦烂水肿，崩中便血，疥癣秃疮之烂蛆生者。亦外用，未可轻服。

蓬砂 味咸，性凉，入手太阴肺经。化痰止嗽，磨翳消癥。

蓬砂消癥化瘀，治癖积翳障，胬肉结核，喉痹骨鲠。本草谓其化痰止嗽，清肺生津，除反胃噎膈。此非循良之性，未可服饵也。

胆矾 味酸，性寒，入手太阴肺经。降逆止嗽，消肿化积。

胆矾酸涩燥收，能克化癥结，消散肿毒，治齿痛牙疳，喉痹牙虫，鼻内阴蚀，脚疽痔瘘，杨梅，金疮，白癜，一切肿痛，疗带下崩中，治上气眼疼弦烂，疯狗咬伤，百虫入耳，腋下狐臭，吐风痰最捷。

炉甘石 味甘，气平，入手太阴肺经。明目退翳，收敛疮肉。

炉甘石清金燥湿，治眼病红肿翳障，弦烂泪流，兼医痔瘘下疳，止血消毒，并疗阴囊湿痒。

炉甘石生金银矿，秉寒肃燥敛之气，最能收湿合疮，退翳除烂。但病重根深，不能点洗收效，必须服药饵，用拔本塞源之法。若眼科诸言，一派胡说，不可服也。

锻红，童便浸数次，水洗，研细，水飞。

珊瑚 味辛，气平，入手太阴肺经。点眼去翳，吹鼻止衄。

珊瑚磨翳消障，功载本草，而取效甚难，至谓化血止衄，则其说更荒涎。

玛瑙 味辛，气平，入手太阴肺经。点眼去翳，熨目消红。

玛瑙磨翳退障，存此一说可也，至于收功奏效，则未能矣。

石燕 味甘，性凉，入足少阴肾、足太阳膀胱经。利水通淋，止带摧生。

石燕甘寒渗利，泻膀胱湿热，治淋沥热涩，溺血便血，消渴带下，痔瘘障翳，齿动牙疼，卷毛倒捷。

石蟹 味苦、咸，性寒，入手少阴心、足少阳胆经。清心泻热，明目磨翳。

石蟹咸寒泻火，治青盲白翳，瘟疫热疾，催生落胎，行血消肿，痈疽热毒，吹喉痹，解漆疮。

石蚕 味苦，微凉，入足太阳膀胱经。通淋沥，生肌肉。

石蚕清利膀胱，治石淋血结，磨服则下碎石。

石鳖 味甘，性凉，入足太阳膀胱经。通淋沥，止便血。

石鳖清泻膀胱，治小便淋沥。

阳起石 味咸，微温，入足少阴肾、足厥阴肝经。起痿壮阳，止带调经。

阳起石温暖肝肾，强健宗筋，治寒疝冷瘕，崩漏带下，阴下湿痒，腰膝痠疼，腹痛无子，经期不定。

吸铁石 味辛，微寒，入足少阴肾、手太阴肺经。补肾益精。

吸铁石收敛肺肾，治耳聋目昏，喉痛颈核，筋羸骨弱，阳痿脱肛，金疮肿毒，咽铁吞针，敛肝止血，种种功效，悉载本草。庸工用之，殊无应验，非药石中善品也。

火煅，醋淬，研细，水飞。

自然铜 味辛，气平，入足少阴肾、足厥阴肝经。补伤续绝，行瘀消肿。

自然铜燥湿行瘀，止痛续折，治跌打损伤，癥瘕积聚，破血消瘿，宁心定悸，疗风湿瘫痪之属。

自然铜收湿之力，与无名异同。

火锻，醋淬，研细，水飞。

无名异 味咸，气平，入足少阴肾、足厥阴肝经。接骨续筋，破瘀消肿。

无名异燥湿行瘀，消肿止痛，治金疮打损，筋断骨折，痈疽杨梅，痔瘘瘰疬，脚气臁疮之类。

无名异善收湿气，调漆炼油，其干甚速，至燥之品。

铁落 味辛，气平，入手少阴心、足少阳胆经。宁心下气，止怒除狂。

生铁落，《素问·病能论》用治怒狂，曰：生铁落者，下气疾也。肝主怒，肝虚则惊悸善恐，胆旺则风狂善怒，铁落镇伏肝胆，收摄神魂，止惊除狂，是所长也。

针砂 味咸，气平，入手少阴心、足太阳膀胱经。宁神止惊，泻湿消胀。

针砂镇定心神，疏通水道，治惊痫，扫痰饮，治水胀，除黄疸，缩瘿瘤，染须发。然金石重坠，未宜轻服。炒熨手足，去湿痹疼痛甚效。

水银 味辛，性寒，入手少阴心、足少阴肾经。杀虫去虱，止痛拔毒。

水银大寒至毒，治疥癣痔瘘，杨梅恶疮，灭白癜粉疱。但可涂搽，不可服饵，服之痿阳绝产，筋挛骨痛。

古人服方土烧炼水银，以为不死神丹，殒命夭年，不可胜数。帝王将士，多被其毒。古来服食求神仙，多为药所误，其由来远矣。

勿入疮口。

轻粉 味辛，性寒，入足少阴肾、足厥阴肝经。搽疥癣，涂杨梅。

轻粉辛冷毒烈，服之筋骨拘挛，齿牙脱落。庸工用治杨梅恶疮，多被其毒，不可入汤丸也。本草谓其治痰涎积滞，气臌水胀。良药自多，何为用此！

轻粉即水银、盐、矾升炼而成者，其性燥烈，能耗血亡津，伤筋损骨。

元明粉 味辛、咸，性寒，入手少阴心、手太阴肺经。泻热除烦，扫癥破结。

元明粉咸寒疏荡，治心肺烦热，伤寒发狂，眼痛鼻衄，宿滞老瘕。

元明粉乃朴硝、萝卜、甘草熬炼而成，是方士造作，以为服食却病。之药泻火伐阳，舍生取死，原非通制，不必用也。

百草霜 味辛，气平，入足厥阴肝经。敛营止血，清热消瘀。

百草霜专止失血，治吐衄便溺产漏诸血甚效。

百草霜即灶内烟煤，与釜脐灰同性。

玉楸药解·卷四

果　　部

龙眼　味甘，微温，入足太阴脾、足厥阴肝经。补脾养血，滋肝生精。

龙眼甘能益脾，润可生精，滋肝木而清风燥，降心火而消热烦，补阴生血，而不至滋湿伐阳，伤中败土，至佳之品，胜归地诸药远矣。以有益智之名，本草谓其宁神益智，神归于血，智生于神，此亦固有之理也。至于惊悸不寐，根因湿旺胃逆，阳泄不藏，严氏归脾，以为血虚，而用龙眼，则难效矣。

荔枝　味甘，性温，入足太阴脾、足厥阴肝经。暖补脾精，温滋肝血。

荔枝甘温滋润，最益脾肝精血，木中温气，化火生神，人身之至宝，温气亏损，阳败血寒，最宜此味。功与龙眼相同，但血热宜龙眼，血寒宜荔枝，木郁血热，火泄金燔者食之，则龈肿鼻衄，非所当服。

干者味减，不如鲜者，而气质和平，补益无损，不至助火生热，则大胜鲜者。其功生津止渴，悦色益颜，发痘消疮，治肿疔瘰疬赘瘤之类。

荔枝核治㿗疝囊肿。

甘蔗　味甘，微寒，入足太阴脾、足阳明胃经。泻热除烦。

蔗浆甘寒，解酒清肺，故《汉书》有蔗浆折朝酲，王维有大官还有蔗浆寒之语。土燥者最宜，阳衰湿旺者，服之亦能寒中下利。本草谓其下气止呕，则虽属甘缓，亦颇疏利不壅。与白砂糖性同，功用相仿。

甜瓜　味甘，性寒，入足太阴脾、足阳明胃经。清烦止渴，解暑凉蒸。

甜瓜甘寒疏利，甚清暑热，但泻胃滑肠，阳衰土湿者食之必泄利，生冷败脾，以此为最。

莲子 味甘，性平，入足太阴脾、足阳明胃、足少阴肾、手阳明大肠经。养中补土，保精敛神，善止遗泄，能住滑溏。

莲子甘平，甚益脾胃，而固涩之性，最宜滑泄之家，遗精便溏，极有良效。

心名莲薏，苦寒泻火，治心烦上热之证。阳虚火败，去心用。

藕能活血破瘀，敷金疮折伤，生食清肺止渴，蒸食开胃止泄。

莲蕊固精止血，悦色乌须。

莲房止崩漏诸证。

荷蒂能领诸药，直至巅顶。

胡桃 味甘，性涩，气平，入足阳明胃、手太阴肺经。宁嗽止喘，利水下食。

胡桃核敛涩滋润，能进饮食，止喘嗽，润肠胃，通淋涩，除崩漏，消痈肿，敷瘰疬，涂疥癣，疗头疮鼻齇聤耳。便血吞铜、遗精失溺，泽肤润肠，黑乌须发，治腰疼腹痛寒疝红痢醋心之类，鱼口便毒火烧打损疔疮之属。

油胡桃治痈肿疥癣，杨梅秃疮，润泽须发。

青皮染髭须白癜。

山楂 味酸、甘，气平，入足太阴脾、足厥阴肝经。消积破结，行血开瘀。

山楂消克磨化，一切宿肉停食，血首癥气块皆除。

栗子 味甘、咸，气平，入足太阴脾、足少阴肾经。补中培土，养胃益脾。

《素问·脏气法时论》：心色赤，宜食咸，大豆、豚肉、栗、藿皆咸。戊土降于丁火，得离中之阴精，已土升于癸水，得坎中之阳气，故苦则入胃，咸则归脾。栗子咸甘入脾，补中助气，充虚益馁，培土实脾，诸物莫逮，但多食则气滞难消，少啖则气达易克耳。生食治腰腿不遂，生嚼涂筋骨碎断，又消肿痛，行瘀血，破痃癖，去恶刺，出箭头，止鼻衄，敛泄利。

风干者佳。

壳止便血。

壳内薄皮，治骨鲠。

橡子 味苦，性涩，气平，入足太阴脾、手阳明大肠经。健脾消谷，涩肠止利。

橡子苦涩收敛，暖胃固肠，消食止泄，治泄利脱肛，断痔瘘失血，磨涂痈疽坚硬不消。

壳止下利便血，带下崩中，乌须染髮，性最敛涩。

荸荠 味甘，微寒，入足太阴脾、足厥阴肝经。下食消谷，止血磨癥。

荸荠甘寒清利，治热烦消渴，化宿谷坚癥，疗噎膈黄疸，解金石蛊毒，医吞铜便血，止下利崩中。攻坚破聚，是其所长，但寒胃气，脾弱者食之，则脐下结痛。

荸荠即地栗，亦名凫茨，《尔雅》作凫茈。

西瓜 味甘，微寒，入手太阴肺、足太阳膀胱、足阳明胃经。清金除烦，利水通淋。

西瓜甘寒疏利，清金利水，涤胸膈烦躁，泻膀胱热涩，最佳之品。脾胃寒湿，取汁热服。

蒲桃 味甘、酸，微寒，入手太阴肺、足太阳膀胱、足阳明胃经。清金解渴，利水除淋。

蒲桃清金利水，治烦渴热淋，疗胎气冲心。其力未及西瓜，亦佳品也。

蒲桃出自西域，《汉书·西域传》：大宛诸国，富人以蒲桃作酒，藏之数十年不坏。张骞携其种来，中国始生。后人作葡萄。

黄橘 味甘、酸，微寒，入手太阴肺经。清金止渴，凉膈除烦。

黄橘酸甘清利，治心肺烦渴，但生冷之性，滋湿败土，聚涎生痰，阳虚湿旺者忌之。

青皮破滞攻坚，伐肝泻肺，庸工最肯用之。

青梨 味甘、酸，微寒，入手太阴肺经。清心凉肺，止渴消痰。

青梨甘寒清利，凉心肺烦热，滋脏腑燥渴，洗涤涎痰，疏通郁塞，滋木清风，泻火败毒，治风淫热郁，欲作瘫痪痈疽之病。阴旺土湿者忌之，泻胃滑肠，不可恣食。上热者，取汁温服。点眼病赤肿胬肉。

柿霜 味甘，性凉，入手太阴肺、手少阴心经。清金止渴，化痰宁嗽。

柿霜清心肺烦热，生津解渴，善治痰嗽，消咽喉口舌诸疮肿痛。

干柿饼清肺涩肠，消痰止渴，治吐血淋血，痔瘘肠癖，肺痿心热，咳嗽喑哑。

枇杷 味酸、甘，气平，入手太阴肺经。润肠解渴，止呕降逆。

枇杷酸收降利，治肺胃冲逆，呕哕烦渴。

叶能清金下气，宁嗽止吐，清凉泻肺，治标之品。去毛，蜜炙，止嗽最善。

杨梅 味酸、甘，微温，入手太阴肺经。除痰止呕，解渴断痢。

杨梅酸涩降敛，治心肺烦郁，止呕食吐酒，疗痢疾损伤，止血衄。

核仁能治脚气。

杨梅生瘴疠之乡，其味酸甘，多食损齿伤筋。惟桑土者不酸。林邑生者，实如杯盎，青时极酸，熟则如蜜。酿酒号梅香酽，土人珍重之。

橄榄 味酸，性涩，气平，入手太阴肺经。生津止渴，下气除烦。

橄榄酸涩收敛，能降逆气，开胃口，生津液，止烦渴，消酒酲，化鱼鲠，收泄利，疗咽喉肿痛，解鱼鳖诸毒，平唇裂牙疳。果与木、核皆灵。

核治癞疝。

林檎 味酸，性涩，气平，入手太阴肺经。生津解渴，下气消痰。

林檎酸涩收敛，治肺热消渴，疗肠滑泄利。

金枣 味酸、甘，微凉，入手太阴肺经。下气宽胸，解酲止渴。

金枣酸凉清肺，降胸膈逆气，治上热烦渴。

金枣亦名橘，似橘，小而皮光，大如胡桃，夏青冬黄，在树至三五年。树高数尺，霜雪不凋，实随年长，形如鸡卵，色青黄如初年也。

银杏 味苦、甘，性涩，气平，入手太阴肺经。降痰下气，宁嗽止喘。

银杏苦涩敛肺，降痰涎，止喘嗽，缩小便，除白浊，收带下，更去皻疱䵟黯，平手足皲裂，疗头面癣疥，杀虫去虱皆效。

银杏即白果，熟食益人。

叶辟诸虫。

芡实 味甘，性涩，入手太阴肺、足少阴肾经。止遗精，收带下。

芡实固涩滑泄，治遗精失溺，白浊带下之病。

石榴皮 味酸，性涩，入手阳明大肠、足厥阴肝经。敛肠固肾，涩精止血。

石榴皮酸涩收敛，治下利遗精、脱肛便血，崩中带下之病，点眼止泪，涂疮拔毒。

木瓜 味酸，性涩，微寒，入手太阴肺、足厥阴肝经。敛肠止泄，逐湿舒筋。

木瓜酸敛收涩，能敛肺固肠，燥土泻肝，治霍乱吐利，腹痛转筋，疗脚气，治中风筋挛骨痛。其主治诸病，总皆寒湿之邪，但用木瓜，终难成效。本草谓其性温，止泄而搪积。

瓜汁寒脾，冷饮立生泄利。虽能泻肝止痛，而土虚木贼，最忌酸收，功止治标，未能无弊，何如苓桂姜甘温燥之品，效大而力捷也。

木瓜鲜者，糖饯，敛肺止渴。

棠梨 味酸，性涩，微寒，入手太阴肺、足厥阴肝经。收肠敛肺，止泄除呕。

棠梨酸涩，功同木瓜，治霍乱吐泻，腹痛转筋，烧食止泄利。

香橼 味苦、酸，微凉，入手太阴肺经。清金下气，止嗽除痰。

香橼长于行气。

香橙 味酸，入手太阴肺经。宽胸利气，解酒消瘿。

香橙善降逆气，止恶心，消瘰疬瘿瘤。

附：谷菜部

芝麻 味甘，气平，入足厥阴肝、手阳明大肠经。润肺开闭。

芝麻补益精液，滋润肝肠，治大便结塞。清风荣木，养血舒筋，疗语塞步迟，皮燥髪枯，髓涸肉减，乳少经阻诸证。医一切疮疡，败毒消肿，生肌长肉。杀虫，生秃髪，滑产催衣皆善。

扁豆 味甘，气平，入足太阴脾、手阳明大肠经。培中养胃，住泄止呕。

扁豆性甘平敛涩，补土治泄，亦良善之品也。

用白者佳。

瓠芦 味甘，气平，性滑，入手太阴肺、足太阳膀胱经。清金润燥，利水泻湿。

瓠芦清金利水，治心肺烦热，溲溺淋涩，胀满黄肿之证。鲜者作羹，甘滑清利。亚腰者，连子烧，研，饮送，每服一枚，水胀腹满，十余日消。

亦作葫芦。

瓠芦甘寒泻水，排停痰宿饮，消水肿黄疸，煮汁渍阴，能通小便，煎汤滴鼻，即出黄水，疗鼻塞牙疼，去胬肉老翳，治痈疽痔瘘，疥癣癞痫。点鼻肉，吹耳脓，吐蛊毒，下死胎，灸下部悬痈，能吐能泄。

冬瓜 味酸、甘，微寒，入手太阴肺、足太阳膀胱经。清金止渴，利水消胀。

冬瓜清金利水，治消渴水胀，泄痢淋涩，痈疽痔瘘皆医，解食中毒，洗头面䵟黵。

冬瓜去皮，切片，酒水煮烂，去渣熬浓，器收，每夜涂面，变黑为白，光泽异前。

白芥子 味辛，气温，入手太阴肺经。破壅豁痰，止喘宁嗽。

白芥子辛温利气，扫寒痰冷涎，破胸膈支满，治咳逆喘促，开胃止痛，消肿辟恶皆良。

莱菔子 味辛，气平，入手太阴肺经。下气止喘，化痰破郁。

莱菔子辛烈疏利，善化痰饮，最止喘嗽，破郁止痛，利气消谷。生研，吐老痰。

韭子 味辛，性温，入足少阴肾、足厥阴肝经。秘精敛血，暖膝强腰。

韭子温补肾肝，治白淫赤带，腰膝软弱，宗筋下痿，精液常流。

韭菜汁治吐衄便溺诸血，行打扑损伤诸瘀，疗女子经脉逆行，止胸膈刺痛如锥，消散胃脘瘀血。

玉楸药解·卷五

禽兽部

牛肉 味甘，性平，入足太阴脾、足厥阴肝经。补中培土，养血荣筋。

《素问》：脾色黄，宜食甘，粳米、牛肉、枣、葵皆甘。牛肉补益脾肝，滋养血肉，壮筋强骨，治腰膝软弱，消渴癖积，涂牛皮风癣。

水牛肉性寒，兼消水肿，利小便。

牛乳清肺润肠，退热止渴，疗黄疸。

牛髓补精添力，续绝补伤。

牛脑润皴裂，消癖积。

牛胆套南星，治惊化痰。

牛角腮通经破瘀，止血泄利。

牛涎治反胃噎膈。

牛溺治水肿尿癃。

牛黄治惊狂风热。

败鼓皮治蛊毒淋漓。

马勃治咽喉痹痛，久嗽失声，骨鲠吐衄。马勃亦名牛屎菇。

马肉 味辛、苦，性寒，入足阳明胃、手太阴肺经。清金下气，壮骨强筋。

马肉辛冷，无补益。

骏马肉有毒，醇酒、杏、芦、菔汁解。

马肝有毒。《汉书》：文成食马肝死。景帝曰：食肉不食马肝。马肝大毒，入疮则死。栗杵，灰汁浸洗，白沫出，解。

白马溺治积聚癥瘕。祖台之《志怪》载治鳖瘕事。

山羊血 味咸、甘，气平，入足厥阴肝经。最行瘀血，绝止疗痛。

山羊血治瘀血作痛，疗跌扑损伤甚捷。

犀角 味苦、酸，性寒，入足

厥阴肝、足少阳胆、手少阴心经。泄火除烦，解毒止血。

犀角寒凉泻火，治胸膈热烦，口鼻吐衄，瘟疫营热发斑，伤寒血瘀作狂，消痈疽肿痛，解饮食药饵山水瘴疠诸毒。

凡劳伤吐衄之证，虽有上热，而其中下两焦则是寒湿，当与温中燥土之药并用。庸工犀角地黄一方，犀角可也，地黄泻火败土，滋湿伐阳，则大不可矣。

羚羊角 味苦、咸，微寒，入足厥阴肝经。清风明目，泄热舒筋。

羚羊角清散肝火，治心神惊悸，筋脉挛缩，去翳明目，破瘀行血，消瘰疬毒肿，山水瘴疠，平肝治胀满，除腹胁疼痛。

青羊肝 味苦，微寒，入足厥阴肝经。清肝退热，明目去翳。

青羊肝苦寒，清肝胆风热，治眼病红肿翳膜，昏花丧明，疗牙疳痢疾。

青羊胆治青盲白翳，红瘀赤障，便秘肠结，鼾疱痱疮。

白羊乳润肺止渴，治口疮舌肿，心痛肠燥。蜘蛛咬伤，蚰蜒入耳，灌之即化成水。

白狗胆 味苦，性寒，入足少阳胆、足厥阴肝经。明目退翳，破瘀消积。

白狗胆苦寒，清肝胆风热，治眼痛鼻痈，鼻衄耳聍，杀虫化积，止痛破血。凡刀箭损伤，及腹胁瘀血瘀痛，热酒服半枚，瘀血尽下。兼敷一切恶疮。

白狗乳点久年青盲，于目未开时点，目开而瘥，涂赤秃髮落，拔白生黑。

白狗血治癫疾。

黑狗血治难产横生，鬼魅侵凌。

狗宝温胃降逆，止噎纳谷，疗痈疽疔毒。

狗阴茎壮阳起痿，除女子带下阴痒。

獭肝 味甘，微温，入足厥阴肝经。补虚益损，止嗽下冲。

獭肝温中降逆，治虚劳咳嗽上气，痔瘘下血，鬼魅侵侮之证。

五灵脂 味辛，微温，入足厥阴肝经。开闭止痛磨坚。

五灵脂最破瘀血，善止疼痛，凡经产跌打诸瘀，心腹胁肋诸痛皆疗，又能止血，凡吐衄崩漏诸血皆收。生用行血，熟用止血。

夜明砂 味淡，气平，入足厥阴肝经。消积聚，去翳障。

蝙蝠屎名夜明砂，能磨翳明目，消肿破积，止痛除惊，去黑皯，下死胎，疗瘰疬，治马扑肿痛。

月明砂 味淡，气平，入足厥阴肝经。去翳障，疗痔瘘。

兔屎名月明砂，能明目去翳，消痔杀虫。庸工习用不效，季明又言其能治虚劳夜热，更荒诞！

鸡内金 味甘，气平，入手阳明大肠、足厥阴肝经。止利敛血，利水秘精。

鸡内金扶中燥土，治泄利崩带，尿血便红，喉痹乳蛾，口疮牙疳，失溺遗精，酒积食宿，胃反膈噎，并消痈疽发背。

鹰屎白 味淡，微寒，入手太阴肺、足厥阴肝经。消积灭痕，化硬退疱。

鹰屎白灭打伤瘢痕，消头面皯黯，化癖积骨鲠。

鹿茸 味辛，微温，入足少阴肾、足厥阴肝经。生精补血，健骨强筋。

鹿茸补益肾肝，生精补血，最壮筋骨，治阳痿精滑，鬼交梦泄，崩漏带浊，腰疼膝软，目眩耳聋诸证。

酥炙用。研碎，酒煮，去渣，熬浓，重汤煮成膏，最佳。

鹿角胶 味辛、咸，微温，入足少阴肾、足厥阴肝经。补肾益肝，敛精止血。

鹿角胶温补肝肾，滋益精血，治阳痿精滑，鬼交梦遗，吐衄崩带，腰疼膝痛，疮疡毒肿，跌打损伤，宜子安胎，补虚回损，功效极多。但性滞不宜脾胃，中焦郁满者，切忌服之。

蛤粉炒，研用。

生研酒服，行瘀血肿毒，涂抹亦良。

炼霜熬膏，专补不行。胶霜功同，而霜不胶黏，似胜。

雀卵 味咸，性温，入足少阴肾、足厥阴肝经。壮阳起痿，暖血温精。

雀卵温补肝肾精血，治男子阳痿，女子带下，精寒血枯，固瘕癀疝之证。《素问》：治女子血枯，月事衰少不来，用乌贼骨、藘茹，丸以雀卵。

雄雀屎名白丁香，能点翳膜胬

肉，消积聚癥瘕，敷痈疽溃顶，吹喉开痹。

虎骨 味辛、咸，气平，入足少阴肾经。疗关节气冷，治膝胫肿痛。

虎骨逐痹通关，强筋健骨，平历节肿痛，愈腰膝痿软，诸兽骨鲠，恶犬咬伤，痔瘘脱肛俱效。胫骨良。

酥炙，研用。熬膏佳。

手病用前腿骨，足病用后腿骨，左病用右，右病用左。

象皮 味咸，气平，入足太阳膀胱经。合疮口，生肌肤。

象皮治金疮不合，一切疮疡，收口生肌俱捷。

烧灰存性，研细用。

象牙治诸刺入肉伤喉，敷饮皆效。

熊胆 味苦，性寒，入手少阴心、足少阳胆、足厥阴肝经。清心泻热，去翳杀虫。

熊胆苦寒，清君相二火，泻肝明目，去翳杀虫，宁魂止惊，治牙疳鼻衄，耳疮痔瘘之属。

鼠胆 味苦，性寒，入手少阴心、足少阳胆、足厥阴肝经。点目昏，滴耳聋。

鼠胆涂箭镞不出，聤耳汁流。

鼠粪名两头尖，治伤寒劳复，男子阴易，通室女子经闭，收产妇阴脱，疗痈疽乳吹，犬咬鼠瘘。日华子谓其明目，然误入食中，令人目黄成疸，亦非明目之品。

燕子窠 味辛，气平，入手少阴心经。消恶疮，败肿毒。

胡燕窠土消肿解毒，治疥疠浸淫，黄水白秃，一切恶疮，涂洗皆效。

玉楸药解·卷六

鳞介鱼虫部

腽肭脐即海狗肾。　味咸，性热，入足少阴肾、足厥阴肝经。补精暖血，起痿壮阳。

腽肭脐温暖肝肾，治宗筋痿弱，精冷血寒，破坚癥老血，治鬼交梦遗，健膝强腰，补虚益损，洗阴痒生疮。

海马　味甘，性温，入足少阴肾、足厥阴肝经。暖水壮阳，滑胎消癥。

海马温暖肝肾，起痿壮阳，破癥块，消疔肿，平痈疽，催胎产。

龟板　味咸，性寒，入足少阴肾经。泻火滋阴，寒胃滑肠。

龟板咸寒泻火，败脾伤胃，久服胃冷肠滑，无有不死。朱丹溪以下庸工，作补阴之方，用龟板、地黄、知母、黄柏，治内伤虚劳之证，铲灭阳根，脱泄生气。俗子狂夫，广以龟、鹿诸药，祸流千载，毒遍九州，深可痛恨也！

烧，研，敷，饮，治诸痈肿疡甚灵。

桑螵蛸　味咸，气平，入足少阴肾、足太阳膀胱、足厥阴肝经。起痿壮阳，回精失溺。

桑螵蛸温暖肝肾，疏通膀胱，治遗精失溺，经闭阳痿，带浊淋漓，耳痛喉痹，瘕疝骨鲠之类皆效。

炮，研细用。

绿蜻蜓　味咸，微温，入足少阴肾、足厥阴肝经。强筋壮阳，暖水秘精。

绿蜻蜓温暖肝肾，治阳痿精滑。

近时房中药，多用红色者。

桑虫　味苦，气平，入手少阴心、足厥阴肝经。止崩除带消胀。

桑虫行瘀破滞，治口疮目翳，崩中带下。庸工以起小儿痘疮塌陷，不通之至！

蜗牛 味咸，性寒，入足太阳膀胱、足厥阴肝经。利水泻火，消肿败毒。

蜗牛去湿清热，治痔瘘瘰疬，发背脱肛，耳聋鼻衄，喉痹腮肿，目翳面疮，解蜈蚣蚰蜒蜂蝎诸毒。

生捣，烧，研，涂敷皆良。

蚯蚓土 味咸，微寒，入手少阴心经。除湿热，消肿毒。

蚯蚓土清热消肿，敷乳吹卵肿，聤耳痄腮，一切肿毒，少腹小便胀闭。

原蚕蛾 味咸，性温，入足少阴肾、足厥阴肝经。暖肾壮阳，固精敛血。

原蚕蛾温暖肝肾，大壮阳事，治遗精溺血，疗金疮，灭瘢痕，止白浊。

蝼蛄 味咸，性寒，入足太阴膀胱经。利水消肿，开癃除淋。

蝼蛄咸寒，清利膀胱湿热，消水病胀满，小便淋沥，下胎衣，平瘰疬，出针刺，拔箭镞。腰前甚涩，能止大小便，腰后甚利，能利大小便。

研细，吹鼻中，即出黄水；管吹茎内，立开小便。功力甚捷。

螺蛳 味甘，性寒，入足太阳膀胱经。清金止渴，利水泻热。

螺蛳清金利水，泻湿除热，治水肿胀满，疗脚气黄疸，淋沥消渴，疥癣瘰疬，眼病脱肛，痔瘘痢疾，一切疔肿之证。煮汁，疗热醒酒。

水田、江湖、溪涧诸螺性同，敷饮皆效。

黄蜡 味淡，气平，入手太阴肺、足厥阴肝经。敛血止痢，接骨续筋。

黄蜡凝聚收涩，治泄痢便脓，胎动下血，跌打金刃，汤火蛇咬，冻裂，一切诸疮，愈破伤风。

白蜡 味淡，气平，入手太阴肺、足厥阴肝经。止血生肌，补伤续绝。

白蜡坚凝敛聚，能消肿止痛，长肉合疮，接筋续骨，外科要品也。

白蜡即黄蜡之殊色者，此是蜡树虫吐白如胡粉也。

珍珠 味甘、咸，微凉，入手太阴肺、足厥阴肝经。明目去翳，安魂定魄。

珍珠凉肺清肝，磨翳障，去惊悸，除遗精白浊，下死胎胞衣，涂面益色，敷疔拔毒，止渴除烦，滑胎催生。

石决明 味咸，气寒，入手太阴肺、足太阳膀胱经。清金利水，磨翳止淋。

石决明清肺开郁，磨翳消障，治雀目夜昏，青盲昼暗，泻膀胱湿热，小便淋漓，服点并用。但须精解病源，新制良方，用之乃效。若庸工妄作眼科诸方，则终身不灵，久成大害，万不可服！

面煨，去粗皮，研细，水飞。

蝉蜕 味辛，气平，入手太阴肺经。发表驱风，退翳消肿。

蝉蜕轻浮发散，专治皮毛，退翳膜，消肿毒，治大人失音，小儿夜啼，取其昼鸣夜息之意。

庸工以治大人头风眩晕，小儿痘疮痒塌，则不通矣。眩晕不缘风邪，痒塌全因卫陷，此岂蝉蜕所能治也？又治惊痫噤风，亦殊未然。

蛇蜕 味咸，气平，入手太阴肺经。发表驱风，退翳败毒。

蛇蜕发散皮毛，治疮疡毒肿。至于退翳膜，止惊痫，则非蛇蜕、蝉蜕所能奏效，庸工往往不解病源，而但用表散之品，可见庸陋极矣。

蛤蚧 味咸，气平，入手太阴肺、足太阳膀胱、足少阴肾、足厥阴肝经。敛血止嗽，利水助阳。

蛤蚧收降肺气，疏通水腑，治喘嗽吐血，消渴癃淋，通经行血，起痿壮阳，及虚劳羸弱之病。

去头眼鳞爪，酒浸，酥炙黄，研细。

口含少许，驰百步不喘，止喘宁嗽，功力甚捷。其毒在头足，其力在尾，如虫蛀其尾者，不足用。

蜥蜴 味咸，性寒，入手太阴肺、足太阳膀胱、足少阴肾、足厥阴肝经。消癫通淋，破水积，治瘘疮。

蜥蜴亦名石龙子，能吐雹祈雨，故善通水道。

酥炙，研细用。

蟾酥 味辛，微温，入手太阴肺、足少阴肾经。涩精助阳，败毒消肿。

蟾酥研，涂磨麈顶，治精滑梦遗，磨点疮头，治疔毒痈肿，磨腰暖肾，揩牙止痛。

辛烈殊常，入钵擂研，气冲鼻

孔，喷嚏不止，沾唇麻辣，何能当者，外科家因作小丸服，甚非良善之法也。

五倍子 味酸，气平，入手太阴肺、手阳明大肠经。收肺除咳，敛肠止利。

五倍酸收入肺，敛肠坠，缩肛脱，消肿毒，平咳逆，断滑泄，化顽痰，止失红，敛溃疮，搽口疮，吹喉痹，固盗汗，止遗精，治一切肿毒痔瘘，疥癞金疮之类。

五倍酿法名百药煎，与五倍同功。

蛤粉 味咸，性寒，入手太阴肺、足太阳膀胱经。清金利水，化痰止嗽。

蛤粉咸寒清利，凉金退热，利水泻湿，治咳嗽气逆，胸满痰阻，水胀溺癃，崩中带下，瘿瘤积聚。

锻，研用。

全蝎 味辛，气平，入足厥阴肝经。穿筋透节，逐湿除风。

全蝎燥湿驱风，治中风㖞斜瘫痪，小儿惊搐，女子带下诸证。此亦庸工习用之物。诸如此种，大方之家，概不取也。

僵蚕 味辛、咸，气平，入足厥阴肝经。活络通经，驱风开痹。

僵蚕驱逐风邪，治中风不语，头痛胸痹，口噤牙痛，瘾疹风瘙，瘰疬疔毒，鼾斑粉刺，疳痔金疮，崩中便血，治男子阴痒，小儿惊风诸证。此庸工习用之物。风邪外袭，宜发其表，风燥内动，宜滋其肝，表里不治，但事驱风，欲使之愈，复何益也，愈驱愈盛，不通之极矣。

僵蚕烧研酒服，能溃痈破顶，又治血淋崩中。

蚕脱纸烧研，治吐衄便溺诸血，小儿淋漓，诸疮肿痛。

白花蛇 味咸，微温，入足厥阴肝经。通关透节，泻湿驱风。

白花蛇穿经透骨，开痹搜风，治鼻口□斜，手足瘫痪，骨节疼痛，肌肤麻痒，疥癞风癫之证。

中风病因木郁风动，血燥筋枯，外风虚邪表闭，筋缩四肢而成。而木郁之由，全缘水寒土湿，生发不遂。白花蛇外达筋脉，则益其枯燥，内行脏腑，不能去其湿寒，非善品也。庸工习用诸方，标本皆背，无益于病，而徒杀生灵，甚无益也。读柳子厚《捕蛇》之篇，至可伤矣。

乌梢蛇 味咸，气平，入足厥

阴肝经。起风瘫，除疥疠。

乌梢蛇穿筋透络，逐痹驱风，治中风麻痹，疥疠瘙痒，与白花蛇同。

风癞因风伤卫气，卫敛营郁，营热外发，红点透露，则为疹，红点不透，隐于皮里，是为瘾疹，隐而不发，血热瘀蒸，久而肌肤溃烂，则成痂癞。仲景有论及之，而后世不解，用搜风之物，枉害生灵，无补于病。诸如此类，概不足取也。

斑蝥 味辛，微寒，入足厥阴肝经。消肿败毒，利水通淋。

斑蝥辛寒毒烈，坠胎破积，追毒利水，止瘰疬疥癣，痈疽瘕疝，下蛊毒，开癃淋，点疣痣，消痞痤，解疯狗伤。

斑蝥糯米同炒，去斑蝥，用米，研细，清油少许，冷水调服，治疯狗伤，小便利下毒物而瘥。利后腹痛，冷水青靛解之。瘰疬每服一枚，不过七枚，毒从小便出，如粉片血块而瘥。毒下小便，痛沥不堪，宜滑石、灯心等引之使下。

蜈蚣 味辛，微温，入足厥阴肝经。坠胎破积，拔脓消肿。

蜈蚣辛温毒悍，能化癖消积杀虫，解毒蛊，治瘰疬痔瘘，秃疮便毒，疗蛇瘕蛇咬，毒瘴蛇蛊。庸工以治惊痫抽搐，脐风口噤。

青鱼胆 味苦，性寒，入足厥阴肝经。明目去翳，消肿退热。

青鱼胆苦寒，泻肝胆风热，治眼病赤肿翳障，呕吐喉痹涎痰，化鱼骨鲠噎，平一切恶疮。

乌贼鱼 味咸，气平，入足厥阴肝经。行瘀止血，磨障消癥。

乌贼鱼骨善能敛新血而破瘀血，《素问》治女子血枯，先唾血，四肢清，目眩，时时前后血，以乌贼鱼骨、藘茹，为末，丸以雀卵。血枯必由夫血脱，血脱之原，缘瘀滞不流，经脉莫容，乌贼骨行瘀固脱，兼擅其长，故能著奇功。其诸治效，止吐衄崩带，磨翳障藘瘕，疗跌打汤火，泪眼雀目，重舌鹅口，喉痹耳聤，缩瘿消肿，拔疔败毒，敛疮燥脓，化鲠止齁，收阴囊湿痒，除小便血淋。

鲮甲 味辛、咸，气平，入足阳明胃、足厥阴肝经。穿经透络，洞骨达筋。

鲮甲善穿通走窜，透坚破结，开经络关节痹塞不通，通经脉，下乳汁，透筋骨，逐风湿，止疼痛，除麻痹，消肿毒，排脓血，疗痈疽痔瘘，瘰疬疥癣，奶吹乳岩，阴痿便毒，聤耳火眼，蚁瘘鼠疮。至于瘫痪㖞斜，缓急拘挛，未必能也，而引达木荣筋之药，斩关深入，直透拳曲拘挛之处，则莫过于此。

病在上下左右，依其方位，取甲炒焦，研细用。

亦名穿山甲。

鲤鱼 味甘，性温，入足太阴脾、手太阴肺、足太阳膀胱经。降气止咳，利水消胀。

鲤鱼利水下气，治咳嗽喘促，水肿黄疸，冷气寒瘕，泄利反胃，胎动乳闭。烧灰，醋和，敷一切肿毒。

常食鼻口发热，助肺火。

鲫鱼 味甘，性温，入足太阴脾、足太阳膀胱、足厥阴肝经。补土培中，利水败毒。

鲫鱼补土益脾，温中开胃，治消渴水肿，下利便血，噎膈反胃，骨疽肠痈，痔疮秃疮，涂久年诸疮不差。

玉楸药解·卷七

人　　部

胎衣　味咸，气平，入足厥阴肝经。补虚伤，益气血。

胎衣治男女虚劳，说起丹溪。胎妊化生，赖夫精气，不关衣胞。成人，胎衣枯槁，精气无存，此珠玉之蚌璞，无用者耳。而下士庸工，以此治虚劳，愚矣。其所妄作河车大造诸丸，用地黄、黄柏、龟板、天冬，泻火伐阳，辟人近鬼，祸世戕生，毒虐千古！痛念死者，此恨无终也。

人中白　味咸，性寒，入手少阴心、足太阳膀胱经。清心泻火，凉血止衄。

人中白咸寒泻火，治鼻衄口疮，牙疳喉痹之证。即人溺澄清，白浊下凝者。庸工以法晒炼，而为秋石，妄作各种丹丸，泻火伐阳，以夭人命，甚可恶也！

人中黄　性寒，入手少阴心、足少阳胆经。清瘟疫，止热狂。

人中黄寒凉泻火，治温热诞狂。即粪清也，名黄龙汤。乃庸工习用之物，甚不足取。

乳汁　味甘，性凉，入手太阴肺、足太阴脾、足厥阴肝经。清肺除烦，滋肝润燥。

乳汁以肝血化于肺气，即朱汞变为白金，养育婴儿，滋生气血，全赖夫此。内伤虚劳，为小儿热吮，极佳，非寻常草木所能及也。一离人身，温气稍减，但存冷汁，其质寒滑滋润，绝无补益。血得气化，温变为肃，暖服不热，冷饮则凉，润肺滋肝，是其长耳，抑阴扶阳，非所能也。

至乳酥、乳酪之类，冷食寒饮，

极损中气，惟塞外、西方之民，脾胃温燥，乃为相宜，阳亏土湿，切当远之。噎膈湿旺之病，朱丹溪以为燥证，而用乳酪，湿滋土败，其死更速。

点眼病甚良，解食牛肉中毒。

玉楸药解·卷八

杂类部

紫梢花 味甘，性温，入足少阴肾、足厥阴肝经。起痿壮阳，暖肾秘精。

紫梢花温暖肝肾，强筋起痿，治遗精，白浊，阴痒，囊湿，冷带之证。

玉簪根 味辛，性寒，入足少阴肾经。化骨落牙，断产消痈。

玉簪根辛寒透骨，能落牙齿，化骨鲠，绝胎妊，散肿毒，研涂一切痈肿。作汤不可着牙，最能损齿。

凤仙子 味苦，微温，入足少阴肾经。软坚化骨，消癖落牙。

凤仙子其性最急，能化骨鲠，落牙齿，催生产，消癖块，与玉簪根性略同，而迅烈过之。

作油，以少许滴蟹上，其壳立碎，崩落釜中。

锦地罗 味苦，气平，入手少阴心经。消肿解毒，兼解瘴疠。

锦地罗治瘴气疠毒，一切饮食诸毒。

生研，酒服、涂抹皆效。

墓头回 气平，入足少阴肾经。除崩止带，敛血秘精。

墓头回治崩中带下，收敛疏泄。

苋实 味甘，性寒，入手阳明大肠、足太阳膀胱、足厥阴肝经。去翳明目，杀蛔清风。

苋实清利肝肺，治青盲瞽目，白翳黑花，疏木杀虫，滑肠利水，通利大小二便。

经水 味咸，气平，入手太阴肺、足太阴脾、足厥阴肝经。退疸去黄，止血消肿。

经水清热去湿，治热病劳复，女劳黄疸，痈疽湿痒，疗虎狼药箭诸伤。俗子以为红铅，制炼服饵，愚谬不通！

鸡冠 味苦，微凉，入足厥阴肝经。清风退热，止衄敛营。

鸡冠花止九窍失血，吐血崩漏淋痢诸血皆止，并治带淋之证。

花与子同功。

粟壳 味咸，性涩，微寒，入手太阴肺、手阳明大肠经。收肺敛肠，止咳断利。

罂粟壳酸涩收敛，治咳嗽泄利。肺逆肠滑之病，初病忌服，当与行郁泻湿之药并用乃可。并治遗精。

鸦片烟 味酸，性涩，微温，入手阳明大肠、足少阴肾经。敛肠止泄，保肾秘精。

鸦片烟收涩敛固，治泄利脱肛，精滑梦遗。本草谓鸦片即罂粟未开，针刺青苞，津出刮收，阴干而成，名阿芙蓉。今洋船至关，多带此物。关中无赖之徒，以及不肖子弟，宫宦长随，优伶娼妓，以为服之添筋力，长精神，御淫女，抱娈童，十倍寻常，但寿命不永，难逃五年。此烟非延年养生之品，断宜戒之！